吴荫堂
1881—1938

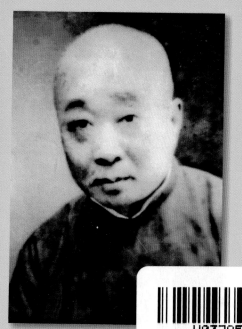

吴荫堂脉案处方手迹

吴荫堂杂病医案

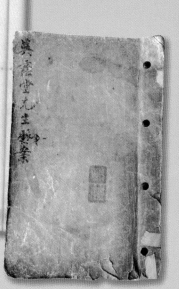

吴荫堂脉诀手迹

方耀滨
1905—1972

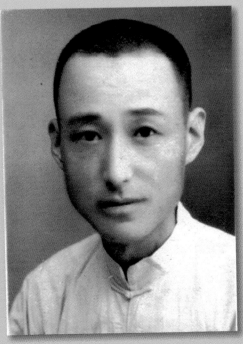

方耀滨随诊脉案

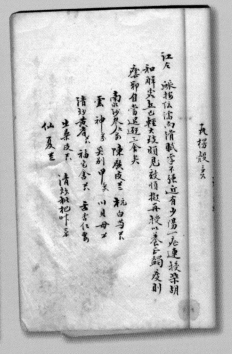

方耀滨随诊脉案

叶永清随诊脉案

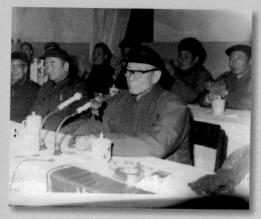

原浙江省中医药研究所所长、著名中医学家潘澄濂与著名全国名老中医吴士元参加浙江省兰溪市中医药建院30周年庆典活动。 ↑

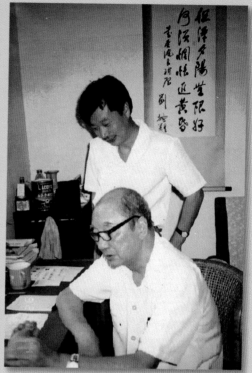

吴士元给病人号脉治病,学生吴恨非侍诊。 →

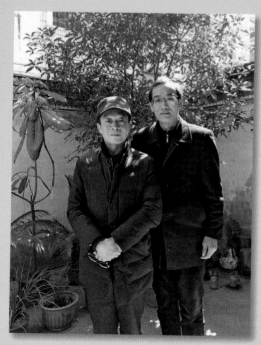

笔者(右)与吴荫堂曾孙吴益宏(左)合影

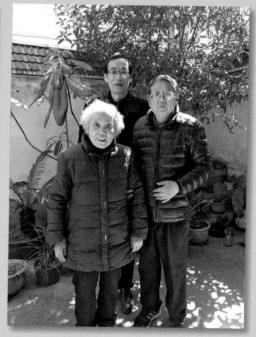

笔者(后)与吴荫堂孙女吴素云老中医及叶文渠老中医合影

吴荫堂　　第一代

长子　　　次子　　　堂侄　　　女婿
吴正衡　　吴正苞　　吴士元　　方耀滨　第二代

子　子　女　　子　　子　　学生　　女　　学生　　女
吴啟祥　吴应祥　吴素云　吴国瑞　吴国定　葛琳仪　吴赛峨　吴恨非　方永仙　第三代
　　　　　　　　　　　　　　　　（国医大师）　　　　（主任中医师）

子　　　　　　　　　　子　　　　　　　　　　　　　　　　　　　第四代
吴益宏　　　　　　　吴建平

子　　　子　　　　　　　　　　　　　　　　　　　　　　子　　　　　子
吴新东　　吴新宏　　　　　　　　　　　　　　　　　　汪建伟　　　汪建敏
　　（主任医师）

吴荫堂

学生　　　　　　　　学生　　　学生　　　学生
叶永清　　　　　　　叶建寅　　朱元春　　诸葛铣

子　　　子　　　子　　　子　　　　子
叶德铭　　叶文渠　叶文启　叶士恺　　叶敏瑞
（中医学院教授）（副主任中医师）　　　　　（主任中医师）

[注：叶文渠与吴素云是夫妻。]

吴荫堂传承继承人图谱

吴荫堂医案集

吴荫堂　撰

汪建敏　编

上海科学普及出版社

弘扬中医药文化

传承国中药绝技

敏华之书

序 一

吴荫堂,名时森(1881—1938),近代浙西名医,治疗血证自成一家。世居回回堂村,俗称"回回堂先生"。

回回堂村以村落四周皆筑有回墙而得名,以吴姓居多。其村与派堰头村相距不过千米。荫堂少年时曾患吐血病,遂弃儒学医,游学于曾祖父渭荣公。因天资聪颖,后为清末秀才,曾祖父与人曰:"将来得吾家传医学真谛,发扬光大者,舍此君其何!"因爱才心切,即择为东床,以次女云香适之为妻。

渭荣公殁,荫堂与妻舅宝珍往来更密,相互探讨,切蹉医技。俗称"秀才说医,笼中抓鸡",后荫堂在兰溪县城行医,名噪一时。宝珍之长女永秀又适荫堂之长子极南(正衡)为妻。公在给宝珍的信札中称:"孔李原本一家,尔我何须客气"。赞誉之词,溢于言表。

吾先大伯父永清(建邦)、先父永春(建寅),得姑夫荫堂公指教,获益良多,1962 年双双被评为浙江省名中医。

汪君建敏,兰溪中医界后起之秀,杏林中之佼佼者,其外公方耀滨乃荫堂之乘龙快婿,生平尽得荫堂心传,建敏搜集先人遗文墨宝,整理汇编,名曰《吴荫堂医案集》,嘱余为之序言。余自思才疏学浅,不堪重任,然传道解惑,义不容辞,仍不揣谫陋,勉力为之,若得高明斧正一二,则幸甚。

叶敏瑞
(《张山雷研究集成》副主编、
浙江省兰溪市中医院主任中医师)
2018 年 8 月

序　二

　　师祖荫堂先生是我市乃至浙中、浙西中医名宿,其创建的"回回堂"医派,为我市众多中医医学流派之首,影响深矣!

　　先生为晚清秀才,文笔甚佳,因患咯血病而发奋钻研医学,专攻临床诸病,尤精血症论治。其"守恒医室"门庭若市,求医者众,后应瑞新堂之邀,转赴兰城行医,并受兰溪中医专科学校之聘,客授"血症治验",一生忙于诊务,遂称一代临床大家。

　　早年,我在浙江医院跟随吴士元先生(其是荫堂堂侄和学生)学习。某次省委统战部部长余纪一来吴老处就诊,吴老告诉我上海大名医王仲奇是余部长岳父。昔,兰溪有病人去沪王处求诊,当病人掏出荫堂先生药方,传阅后大为赞赏,并说不必改诊,退回诊费,嘱其转告其他兰溪病人不必往返兰沪,尽管找吴荫堂就行了,传为美谈。

　　近代著名医家张山雷曾提悟我们:"惟医案则恒随见证为迁移,活泼无方,具有万变无穷之妙……"。足见业医者写好医案之重要,一个完好的医案记载了病人的病况和环环相扣的理法方药,浓缩了中医的医道和医术,使读者有如亲临其境的领会和感受,长进快,同时也折射出医者的功力和文采。我虽不才,但始终坚持书写完整医案,受益良多。而荫堂先生之医案更是文采超人,医理丝丝入扣,实为后世楷模。今先生之曾外甥建敏同仁,心高志远,不畏艰辛,收集先生生前遗散之医案,分类成册付梓出版,真是可喜可贺,阅其者必有收获。如能对日渐衰落的医案书写有唤醒之效,更是杏林之幸。《吴荫堂医案集》的问世,启迪后学,乐之为序。

吴恨非于兰西寓室

2018 年 8 月

序 三

兰溪山灵水秀,有悠久中医药文化渊源。历代来名医辈出,中医流派甚多,近代有回回堂、派堰头、上方顶、一元堂,在本地享有崇高威望。近代名家吴荫堂先生就是回回堂的代表人物。

吴荫堂,名时森(1881—1938),浙江兰溪回回堂村人(现属建德),清末府庠生(秀才)。因病研读岐黄,请益岳父派堰头名医叶渭荣,潜心医学,加上其性聪慧,深厚文学功底,学业有成。悬壶村里,由于疗效显著,声名鹊起,被尊称"回回堂先生"。

吴氏一生好诗文,攻书法,精通医理,医德高尚,从医三十余年,擅长杂病,尤精血证。在先贤经验基础上,通过实践总结,逐步完善,形成独特血证治疗八法,即"止血、消瘀、宁络、养血、先消后补、先补后消、消补并行、气血双补"。有章有法,秩序井然,临床疗效甚佳。在杂病治疗上博采众长,临证时注重脾胃,曾云"窃思精以生气,气以生神,胃为阳明,多气多血,宜养胃先图后天","血恙屡萌,恐非佳境,胃弱尤非所宜"。先生对药物研究精深,颇具匠心,讲究药物配伍,运用药物的相须、相使、相畏、相杀、相反等关系,在临床巧妙运用。用药讲究轻灵,反对重剂攻伐,与派堰头为一脉。

先生注重中医传承,与张山雷先生主持的兰溪中医专门学校关系密切。早期受诸葛泰校长所聘,客授《血证论》《医林改错》。其长子吴正衡受业于山雷先生门下。先生先后传业吴正衡、吴士元、叶永清、叶建寅、方耀滨、朱元春等人,后均为当地名医。吴士元先生在兰溪中医专门学校毕业后,在其门下侍诊三年,得先生器重,尽得其传,加上自身勤奋,二十世纪九十年代评为国家级名医。惜先生诊务繁忙,所留著作甚少,其医案均未系统整理。今由女婿(门生)方耀滨的外孙汪建敏先生有志于整理吴荫堂先生的学术思想,为兰溪地方中医药传承做贡献,多年来在工作之余利用自身有利条件,收集相关资料,进行归类、整理,编写了《吴荫堂医案集》。该书内容包含吴荫堂先生的生平、学术思想及临床经验介绍。对当今临证借鉴价值大,也弥补地方对近代名中医研究不足。对中医百家学说传承,将会起到积极作用。

程良骏

(浙江省兰溪市中医院原院长、

浙江省兰溪市张山雷研究会会长)

2018 年 8 月

目 录

吴荫堂生平与学术经验简介

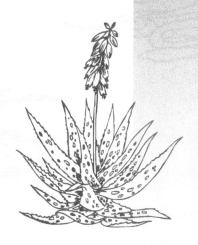

近代名医吴荫堂,名时森,号补阙山人。浙江省兰溪市西乡回回堂村(现属建德市)人。生于1881年,卒于1938年,享年五十有八。先生少怀远志,读书颖悟,负有奇才,为清末府庠生(秀才),未尝业医。1902年患咳血病,久治不愈,逐研读方书并请益于兰溪派堰头名医叶渭荣(系其岳父),得治之后,乃弃儒从医,潜心医学,业成之后,自设诊所,名曰守恒医室,悬壶乡里,声名大噪,求治者门庭若市,接踵不绝。时人以得其一言定生死而无憾,尊称其为"回回堂先生",晚年应兰溪瑞新堂童公之邀请,遂赴兰行医,誉驰金、衢、严三府。先生擅长治疗杂病,尤精于血证。其时与张山雷并称浙西二大名医。著有《医学初津》,为受业弟子必读之书。

《兰溪市医学史略》与《兰溪医药志》均载:吴荫堂,回回堂村人,人称"回回堂先生"。初习举子业,既好诗文又工于书。后弃儒就医,对医术无不精通,尤推《血证论》《医林改错》《十药神书》及《理虚元鉴》等书,钻研极深,并有发挥。早年悬壶于兰溪,善治内伤杂病,血证尤长。吴氏一生治血,创有八法,即止血、消瘀、宁络、养血、先消后补、先补后消、消补并行、气血双补。八法应用,有章有法,秩序井然。故每治虚劳,投之辄效,远近倚之,素负盛名,传有《吴荫堂血证脉案》手抄本数册,对后人影响颇深。

先生行医三十余年,名盛当时,学识渊博,医文并茂。医案风格四六俪体,其医理文采,使人读后赏心悦目,醰醰有味。如治阴虚阳浮案"阴气渐充,阳浮易敛,入夜交睫亦稳,稍有头晕,耳听尚聪,阴阳似有和翕之机,再益以静摄之功,自当更上一层楼矣"。又如治气阴二虚案"胃纳素庵,奉生者少,频年积弱,营气二亏,脉按弦动搏指,阴虚阳浮,怔忡惊悸,舌质尚少华色,拟用劳者温之,虚则补之,譬如春风和煦,万象更新矣"。还精于书法,字体清透俊逸,笔势潇洒。(见插页吴荫堂脉诀手迹)惜生前诊务繁忙,未暇著述,所遗《医学初津》一书,合药性、病症、治法于一册之中,言简意赅,堪称初学津梁。在医务繁忙之中,乃受兰溪中医专门学校诸葛泰校长之聘,客授《血证论》《医林改错》等书。先后传业叶永清、吴正衡、吴士元、吴正苞、叶建寅、方耀滨、朱元春、诸葛铣等门人。尝谓诸生曰:"医乃仁术,贵乎心专,务宜精益求精,法中求法。抱济世之心,起沉疴之疾,望汝等勉之"。

大弟子叶永清,渭荣之孙,早年随父宝珍习医,后拜先生为师。既得家传,又承师道,弱冠悬壶问世,屡起沉疴,名闻金、兰、衢、严等地。被病家誉为"江北蓬先生""永清先生"。由于忙于诊务,无暇著作,仅撰有《血证问答》及《临证选录》等书,以弥先师遗愿。论述精详,实为习医之津梁。1962年被评为浙江省著名中医师。

堂侄吴士元,兰溪中医专科学校预科毕业,遂在家门设立诊室,正所谓"初生之犊不畏虎"。虽设有诊室,由于年轻,且诊室开在其叔诊室旁边,无病人上门,生活艰难,可想而知,颇不容易。真所谓"初学三年,天下通行,再学三年,寸步难行",世人皆知道,初学时无门径,哪有不遭蹉跎之事,如果说没有,那是自欺欺人,吴老的可敬,尤在于此。旧时要以医业立足,颇不容易,大多数中医同道门庭冷落,要么随师侍诊,取得民众信仰后自立门户。在校两年,泛读各科,浅涉各家,吴老犹感不足,但其立志中医事业之心不变,更加勤奋学习,常去其叔诊室虚心求教,妙观先生诊疾。先生爱其聪颖好学,年少有志,且又是本家堂侄,遂收其为徒。三年侍诊,勤学不倦,甚得先生器重,尽得其传,积累了较为丰富的治疗杂病、血证的经验,亦为病人所熟识。业后再启诊室,医名渐噪,求诊者日众。其启蒙医学源于近代名医张山雷,临床实践源于近代名医吴荫堂,吴老善于取两家名医精华,兼收并蓄,时人亦以"回回堂先生"誉之。吴老治疗杂病尤于见长,行医六十余年,名声远播,医道医德,人所共仰。1951年为兰溪中西医联合诊所第一任所长;1955年为兰溪联合医院(兰溪市中医院前身)第一任院长;1956年,调入浙江省中医院,任中医内科副主任;1971年,调入浙江医院,任副院长兼中医科主任。为首批国家级名老中医,享受国务院特殊津贴,浙江中医学院特邀顾问,为浙江近代医林之耆英。

叶建寅系兰溪派堰头名医叶渭荣之孙,幼承家训,聪颖好学。少年时深受其姑夫(吴荫堂)教诲奖掖。1935年考入兰溪中医专门学校,在老师的指导下,勤奋学习,孜孜不倦,潜研经典,博览诸家,以优异的成绩毕业。在校课余时间常去姑夫诊室请教,其医学论文得到其姑夫很高的评价,谓"挹采清芬,可朴俗尘三升""据理而谈,引证确凿,通篇绝不落套"等批语。叶氏对其姑夫行医为人极其崇拜,对先生点评和批语视为墨宝。叶氏行医四十余年,学验俱丰,每起沉疴。其医理文才滔滔不绝,辩才无碍。1962 年评为浙江省著名中医师。

女婿方耀滨,浙江兰溪水亭尚方人,祖上历代行医并在港口经营"万春堂药行",少年随祖父学医。其父患血证,延请先生会诊,后逐渐痊愈。其父敬佩先生医技,恳求先生收其子为徒。方氏聪慧好学,一表人才,甚得先生喜爱,并以长女许之。方氏以医治时证与杂病见长,在当地也颇有声望。先生医案散佚甚多,甚是可惜,所遗《吴荫堂血证医案》一卷、《吴荫堂杂病医案》二卷、《吴荫堂脉诀手迹》一卷,为其女婿方耀滨医生(笔者外公)随诊所录,整理保存至今。值得庆幸的是,由吴荫堂曾孙吴益宏先生提供吴荫堂医学资料及验方医案,弥足珍贵(附于本书内),使后人得以更全面领略吴荫堂学术和医学风采,实为医界幸事。先生是一位学验俱丰、有较高造诣的一代名儒医,生前夙愿,把一生治疗血证经验,笔之于书,名曰《血证九九问答》,不幸患噤口痢,复加操劳过度,未遂其志而逝。后由其门人叶永清医生完成《血证问答》一书,其学术思想和治疗经验,流传至今,仍有一定的影响。

先生育有二子一女,长子吴正衡,字极南;次子吴正苞,早年均就学于张山雷开办的兰溪中医专科学校,预科毕业。业后随父侍诊,临症治病,有其父风格,惜均因故早逝。孙吴启祥早年随其外公叶宝珍学医,为当地名医。孙吴应祥也以医药为业。孙女吴素云随叶永清学医,尽得其传,为杭州市劳动模范,建德市名老中医,真是家传名医,后续有人,曾孙吴新东、吴新宏均为当地名医。先生生前家计颇丰,良田百余亩,但不以家富而废岐黄之术,不仅医术精湛,医德高尚,且不图名利,一贯把治病救人视为义不容辞的重任。以先生当时产业,在当地算不上富豪,但起码是中产阶级以上,更不用开诊室来养家糊口。当时有许多人想不通,先生一天忙到晚,一年四季均如此,且肺痨病是一种传染性疾病,当时的人听到患肺痨,都有一种"谈痨色变"之虑(因当时还没有抗结核药问世)。我们来设想一下,当时先生的心理想法,图虚名,不可能,哪有坚持 30 多年的;品德高尚,有可能,主要受儒家"仁学"的影响,认为做人做事都应富有同情心,乐于助人,待人真诚宽厚,有儒士"不为良相则为良医"的风骨。故从其守恒医室(恒取之《易经》恒卦,意思恒心有成,通达、没有过失。)及自号"补阙山人"(补阙意为弥补事物的缺陷或空缺)的意愿,可以看出,先生是以济世活人为心愿，并常以此为勉。每日晨起，巷内门庭若市，门诊极忙，几乎户限为穿，其为人治病不论贫富一视同仁，从不计酬之厚薄，每遇穷苦病人，关怀备至，不收诊金，甚则解囊相助，在处方上注明药店，由药店记在自己账户。据先生之女（笔者外婆）追忆，每日上午、中午门诊，诊桌前放一扁状钱斗，病家自己放，从不要求病家多少诊金，日间预约好的病患，傍晚坐藤轿出诊，一家又一家，有时夜半方能回家，睡觉后仿佛总觉得好像坐在藤轿中颠簸状。先生以仁术济世，虽终岁风雪辛劳，目睹病患康复，犹以为乐，可见其对病人负责之精神，值得我们学习。

先生年少得益于良好的文化教育，因此对教育很重视，他曾独力出资改良本村的私塾，设"礼耕堂"招聘附近学富名流为教师，使清贫儿童得读书机会，造福桑梓不浅。同时热心于公益，为使少邻行走方便，出全资修筑本村至长乐村、里叶村、万田村三条道路，其路面均采用从外地采购的红石板材铺设。在募捐记中载道："交通贵乎便利，建设在所必先，造桥梁修铁路，国家之建设也，兹因我乡道路泥泞……"，乡邻民众深受其益。先生当年逸事，至今仍为广大民众津津乐道，传为美谈。当时浙江龙游名医王永涛曾赋诗称颂曰："先生学问冠儒林，见道精微造就深。笔下珠玑真绣口，胸中恺恻尽慈心。病情察看分新久，方法详明酌古今。非用十年功不可，至今大众共皆钦。"此确非溢美之词，可见先生谦逊好学，博闻广识和精良医技，赢得了同道对他的钦佩和尊重。

弃儒学医　悟敏超众

吴氏家族诗礼传家，亦知医理。先生在家庭熏陶下，从小就耳濡目染，潜移默化，除儒学必修，旁及医道经论。早年致力举子业，专心于科举，为清末府庠生。先生21岁时（1902年）患咳血病（相当肺结核病），多方医治，皆莫能愈。开始研究血证，沉湎于医海，孜孜不倦，选药组方加减变通，静心调治，病遂以瘥。在《医学初津》中曾自述道："壬寅春因病家居，子史而外旁及医书，选取方书数册而读之，读之久，始知病有定名，方有定法，药有专能，医书虽多，总不能离此三者"。先生虽然治愈了咳血病，但仍一心于科举，光耀门楣，欲以经纶宇内，未尝以医为业。清政府（1905年）宣布所有乡试会试一律停止，先生科举之梦就此断绝,时年 24 岁。

先生从医之路实属偶然,一是自己治愈了咳血病,有一定的中医理论知识和实践体会;二是科举废除要为今后之路作出抉择。古时有许多儒学之士,往往懂得医理,以不知医为羞,故有"秀才学医,笼中捉鸡"之说。因中医理论和《易经》等古代文化典籍都具有相同的整体观和思维方法,只要有兴趣,就会遨游其中,以之为乐,所以他们学医著书之动机,多因自己质弱多病,或求医至难,或家人遭厄,或为庸医所误,或仕途叵测,于是究心医道,转而以医为业,成为一代医学名家。先生在人生一大转折中选择从医,也基于上述几种原因,遂请教于兰溪派堰头名医叶在选(号渭荣),祖上历代以医传名,幼承家学,经验丰富,长于伤寒、杂病。其子叶宝珍(字映辉),以伤寒、温病见长,时人遵称"派堰头先生"。

先生学医的方法与传统学医方法略有不同,认为不囿于背诵,应重点选择背诵,应循序而渐进,熟读而精思,譬如破竹,数节之后,皆迎刃而解。只知高呼迭唱,背诵不解,囫囵吞枣,苦读死记"包书"之法,已不适应 20 多岁学医之人,只宜幼小萌童。在《医学初津》序言中曰:"中年以下,知识有限,从易入难,则难者亦易;从难入易,则难者恒难。"认为读书必先抓主体而后枝叶,学问之道,不思则罔。尝云"业医者,务须于读书时知其常,方能临证时达其病。"由于儒学、医学修养功底较深,又有名师指点,且悟性敏捷,强闻搏记。经典著作虽然没有像"包书"一样背诵,但主要内容熟稔于心,观其医案所发议论,上承《内经》《难经》及仲景之说,旁参明清诸家之言,取诸长而并蓄,熔为一炉。例如,治肾虚肝旺案"天一生水,肾者水所归宿之地也。肾气不摄则水侮脾而肌浮,水凌心而胸闷,失其封藏闭蛰,故带浊如注,而大便常溏,其肝阳遂乘虚而恣肆,调以乙癸而参介摄。"又如治水肿案"曾经疟后,痰饮弥漫,肺失治节,遍身水肿,咳嗽胸闷,间有寒热,大府未行,小溲赤涩,拟以开鬼门而洁净府。"又治二阳病案"木火郁遏,气机不宣,咳嗽痰中带血,汛事数月未行,膺脘作闭,口苦苔黄,脉按弦沉。"《内经》曰:"二阳之病,发于心脾,有不得隐曲,为女子不月。"窃师其意。诸如此类,不胜枚举。

先生学有渊源,造诣颇深,精研医理,融会贯通,颇有心得,且师古不泥,多能化裁古方,独出新意。尝云:"用古方治今病,犹如以旧料造新房,若不重经匠人取舍,鲜克有济,是必师古不泥古,临证时才能药病相符,著手取效。"认为用药取效的关键,在于恰合病机,药中病机。先贤立法遗方,久经临证锤炼,若能循其准绳,运用得当,效如桴鼓。但随着自然环境和生活条件变化,人们对疾病认识也不断地深入,因而用古方,贵在通权达变。循其法而拘其方,知其常又知其变,反之原方照搬,效果可能寥寥。

先生对药物研究颇为重视,且有独创之处。他在《医学初津》一书中,就是把药物四气五味、归经、功效列为首篇。认为中医理论知识是临证的指路明灯,药物是治疗疾病的重要武器,二者都要精研细读,医者当谙熟药性,恰合病机,方可著手取效。中医药深奥之处在于辨证精确、药物运用和剂量的把控。如病重药轻,则杯水车薪,病轻药重,则小舟重载。中医临证用药是很有灵活性的,如何去把握,只能脚踏实地的实践。没有通过实践的学说,尽管洋洋洒洒,却是纸上谈兵,无裨实用。先生广泛吸取古代医家的有益经验,加上自己创造发挥,取得很大的成功。如用十大功劳叶治疗肺痨,虽然唐·陈藏器《本草拾遗》就有入药记载,主治阴虚劳热,咳嗽咯血。现代《中华本草》亦载功劳叶临床用于肺结核、呼吸道炎症等,但在民国初期很少有医者用功劳叶治疗肺痨,先生独具慧眼,与现代研究治疗肺结核病很相符。女贞子滋补肝肾,清热除烦,《现代实用中药》记载:"治瘰疬、结核性潮热",先生喜用其补而不腻,补中有清。正如张介宾所云:"阴虚者,宜补而兼清"。对久咳肺痨病,常配罂粟壳以治其标,如标症不控制,就会再次动络失血。一滋一清一止,既有原则,且标本兼顾,灵活运用,补前人之未备,启后学之新途。

先生对中医药的探索,不仅仅从书本上钻研,并善于从民间挖掘收集,对一些验方秘方也很重视。例如治疗附骨疽(慢性化脓性骨髓炎),在当今科技如此发达,也很难治愈。此方得于一位民间艺人,父女二人外地人士,在兰溪发展不顺利,以至于回家路费都成问题。先生禀性豪爽,乐于助人,得知后收留父女二人,并资助路费,艺人感激先生,遂把家传治疗附骨疽秘方献给先生。此方确有奇效,既简便且无副作用,不同于传统中医外科用白砒之类腐蚀性较强的药物。本人也用此方治愈了数例(见"验方"一章)。

治血创八法　尤精咳血证

先生的血证诊治法则,在学术上渊于《内经》,熟研葛可久《十药神书》、汪绮石《理虚元鉴》，尤推唐容川《血证论》、王清任《医林改错》等书，钻研极深，并有发挥。然世人咸知容川治血四法，即止血、消瘀、宁血、补血。先生全面理解先贤的学术思想，灵活运用，并在"四法"的基础上，创立治血证"八法"。丰富了先贤治疗血证的诊治法则，从而形成了自己独特的血证治疗体系。

一、止血

血证初起，以止血为先。主要止其脉络中尚未溢出之血，由于失血的病因较多，故止血又因其病因病机不同而异，根据症状而图之。实者，火热相搏，迫血妄行。十灰丸加花蕊石止血，怀牛膝炭引火下行。虚者，气随血脱用独参汤，阳气暴脱用参附汤。

二、消瘀

止血后，离经之血迷失故道而成瘀血，若不及时祛瘀，则壅而为热，或变为痨，或结为干血证。先生认为出血与瘀血是互为因果的关系。出血后可以产生瘀血，出血在前为因，瘀血在后为果，但留瘀不去，又可转化为瘀血为因、出血为果的现象。故先生有"留瘀未清，血恙又萌"之说。唐容川治瘀，分瘀在脏腑、在经络、在肌肉腠理及分三焦。先生对瘀血分类为有形之瘀、无形之瘀，并结合寒热虚实。有形之瘀，即出血后的离经之血，在脏腑或在经络滞留。唐容川所谓"离经之血虽清，鲜血亦是瘀血"，临床多见咳血、瘕聚窜痛、胁肋作痛或刺痛等症；无形之瘀血，临床上常见，虽然暂无出血症状，但通过临床的一系列表现也可以判断，患者有疼痛，但疼痛不剧烈，或若有若无，多伴气机失调或血液濡养不足症状。瘀血是一种病理产物，包括离经及未离之瘀血，未离经瘀血又称"郁血"，乃血行缓慢，血液流滞于经络之间。多因情志怫郁、肝郁气滞，使脉络瘀滞而成。此外寒客于经，致经脉蜷缩拘急，使血行凝滞，而成瘀血。如邪热入侵，与血相结，也可以导致瘀热阻结于心肺肝，而表现出心胸闷满，胸胁胀痛或刺痛等症状。总之气滞可引起血瘀，血瘀可导致气滞，二者互为因果。如瘀血不去，则新血不生，瘀血阻络，血行不循常道而溢出脉外，痰瘀凝结，结久成积，而成瘕症。《内经》云："病久入深，荣卫之行涩，经络时疏，故不通。"即有"久病入络""久病致瘀"之说。故消瘀一法，颇为重要，消瘀法包括破血消瘀、滋阴消瘀、温养消瘀、涤饮消瘀、清络消瘀、疏利消瘀。

三、宁络

此法有未病先防之意。止血、消瘀后，新血未能按其经而循行，有复萌安行之可能,有许多血证患者,经止血、消瘀之后,出血虽然停止,但数日之间又复发作,故必须即时安定气血,才能巩固疗效。引起血证最主要因素,气与火最为关键。唐容川"宁血法",主要论述冲脉之气为主,旁及吐血并症,如有表证的香苏饮加减;胃经遗热的犀角地黄汤、白虎汤;咳嗽喘逆的清燥救肺汤或保和汤;肝经火动的逍遥散、龙胆泻肝汤、当归芦荟丸加减;热入血室的小柴胡汤加减。吐血根本原因是冲气上逆,冲为血海,隶属阳明。冲气安和,则血宁静,冲气上逆,血随气上行而吐血,故其宁血多为安冲为主。先生宁络法,范围更广更细,提出以泄其肝气、降其冲气、肃其肺气、纳其肾气、调和营卫之气、化痰理络、理瘀通络为原则。治疗以泄肝宁络、降气宁络、理瘀宁络、化痰宁络、养阴潜摄宁络、调养气血宁络、调和营卫宁络等。如案载:"相火内寄于肝,气遂逆,火升刑金作嗽,阳络激动,曾吐红痰,当泄肝宁络""咯血已止,肾气未平,贯膈迫肺作嗽,面热颧红""阴虚火动,致血不循其常,胁肋作痛,嗳气频冲,肝阳恣肆,拟滋水柔肝清络。"故必用宁络之法,使血络得宁,而使血循经入络,可除妄动之虑。

四、养血

调养之意,为血后调理之法。在血证发展到这一阶段时,正虚邪气未尽,痰瘀亦未扫清,宜清和调养,不能用味厚之品补血,阻碍气机。血为阴类,养血亦有养阴之意,血伤阴液亦伤,因血虚阴亏,容易阴虚阳浮。如案云"但经血后,阴分必虚""血后阴伤,不能左卧,痰咳潮热盗汗,皆为痨损之萌""咳嗽音嘶,由失血而起,此碎金例也""血后肝阳不驯,瘕聚窜痛。"综上数案例分析,血后阴伤,以致肝木失养、相火易扰、浮阳易动。痰瘀未清,邪气未尽,此时正虚邪留,虚实相杂,切不可单一用补血法,而应是清润肝肺,和血养血。此是先生用养血法而不用唐容川补血法的主要原因。

五、先消后补

消有行有泄之意。消主要消痰瘀,瘀血踞留不去,新血不能畅行经脉,轻则妄走而上溢,重则酿久以成痨。例案:"气滞瘀凝,循环失度,而胸胁欠畅,脉来沉弦。非消降通瘀之功,肺气终无宁宇也,仿清任先生法。"痰留体内,易阻气机。泄有泄其肝阳之气、冲逆之气。正如医案所云:"前经失血,误啖滋补,蓄热蕴瘀,未有出路""泄肝清络,木火渐敛,阳络已宁,血久未吐,惟咳痰犹腥,腹气窜痛,肝阳未尽驯伏也""失血之体,阳脉为忌。春令阳升,木火恣肆,激动阳络,血恙又萌。"故待瘀血化,痰滞消,亢逆平,再酌情补正,其效更显。

六、先补后消

适用于气血两虚之血证,如不先补气而消瘀,有此证未愈,彼病益深之虑,更有气随血脱、气随消而泄之危,有犯"虚虚"之戒。所以急宜补气补血,使气血充盈,然后再行消瘀。

七、消补并行

用于正虚,蓄瘀痰凝或阴虚阳扰的患者,以消补互相为用。正气不补无以祛邪,痰瘀不清易生变证,阴虚阳扰易于动络失血。其法以达到补正不碍消瘀化痰,消痰瘀不伤正气之目的,养其气阴,泄其亢阳,正旺而痰瘀自化,则痰瘀尽而正自旺,以达阴平阳秘。

八、气血双补

失血之证,气遂血伤,气与血不能相依,五脏六腑、经络、四肢百骸均失其滋养,非气血双补,无以救其阴而复其阳。故气血双补是根治血证重要一法,如不给及时治疗,仍然会引起一系列变证,此变证又有可能导致再次出血,其法为血证收功之法。

血证内容较广,有咳血、咯血、吐血、便血、溲血等。先生在临床治疗血证时大多以肺痨咳血、咯血为多,可能与他年轻时曾患此疾经历有关,俗称"久病成医"。在治疗上有独特心得,认为肺痨病因,正气不足,感受邪气、脏腑气、火升降异常有关。正气旺盛,感邪后不易发病,即使发病,病情也比较轻,易于愈合。正气不足,则易于发病,即使控制病势,亦易于反复,这与内在的正气强弱有着密切的关系。本病发病部位在肺,其病理性质是阴虚火旺。由于脏腑间具有相生、相克的生理特性,一脏的生理功能失调或不足,都可影响到其他脏腑。如肺痨日久,则脾气亦弱,气血生化乏力,升降功能失调,变津为痰;肺虚金水不能相生,肾中相火灼肺;肺肾阴虚,肝木失其滋养,木反侮金,形成"木叩金鸣"之象。正如先生所云:"肺体属金,金者水之母也,是故肺病必及于肾。肾为水脏,水阴不足,则子盗母气,而肺气愈亏"。

肺痨出血与脏腑气血升降异常有重要关系。在正常生理情况下,肺胃之气宜肃降宜下行,肝气宜升发。在病理情况下,肺胃肾气应降不降,宜纳不纳,肝气虽应升发,而升发太过,都可导致气逆血升、火升血乱,迫血妄行,而招致肺络出血。观先生医案,其病发展大约分以下四个阶段。

实多虚少阶段

素体阳热偏盛,兼肺体阴津不足,或肝经郁火逆上,或感暑热、秋燥、春木阳升等时令之邪太过。亦有少部分感受风寒之邪,但多伴痰湿内伏,舌苔多白腻,致气机不利,肺失治节所致(先生用杏苏散加调气药)。

【临床表现】在肺,热气壅肺,肺失清肃,咳血咯血,痰稠腥秽,口干舌燥,咽痛胸痛。在胃,胃火炽盛,冲气上逆,肺阴被灼,动络出血,烦渴嗳逆,口苦咽燥,咳嗽痰中有血。肝经郁火上逆,火热迫肺,动络失血,烦躁易怒,面红目赤,口苦口干,咳血鲜红,头晕胀痛。

【治则】清热降火,养阴止血。

【基础方药】十灰丸、熟军、丹皮、焦栀、女贞子、生地黄、麦冬、生蛤壳、炒枳壳、花蕊石、藕节。

加减:在肺加木蝴蝶、批把叶。在胃加代赭石;在肝加生白芍、牡蛎。

虚实互杂阶段

此类型临床上最多。由初起失治、误治或误服滋补剂发展而来,多阴虚阳亢,肝气挟冲气上逆,且多伴兼证,挟痰、瘀、湿热、相火、肝气横逆等。

【临床表现】咳嗽咳血,或痰稠带血,胁肋不舒,嗳气上冲,胸痛闷满,舌质红苔黄或腻黄,脉弦滑搏指。

【治则】清热养阴,泄降和冲。

【基础方药】生地黄、石斛、女贞子、竹茹、野料豆、旋覆梗、生蛤壳、生白芍、藕节、枇杷叶、仙半夏、泽泄。

加减:挟瘀,加广三七、丝瓜络伴红花、郁金、丹皮;挟痰喘急,加浙川贝、大力子、葶苈子、玉苏子、胆南星、仙半夏、橘红、瓜蒌霜、浮海石;挟湿火,加川柏、红重楼、仙遗粮;肝气横逆,瘕聚窜痛,加三棱、莪术、金铃子、橘核;挟肝阳、冲阳上逆,加代赭石、石决明、牡蛎、桑叶、白蒺藜、焦栀子;相火旺,加盐水炒黄柏、珍珠母、龙齿;出血,加炒侧柏、茜草、白茅根、仙鹤草、十灰丸;兼咳嗽,杏仁、百部、紫菀、冬花;肺肝胃阴不足,加南北沙参、玉竹、花粉、生地黄、天麦门冬、芦根。佐加降气下行药,引气火下行,如枳壳、乌药、川怀牛膝、木蝴蝶。加通络药,以防血瘀,如丝瓜络、橘络、路路通。

虚多实少阶段

肺痨发展到此阶段,先生谓"皆为劳损之萌""痨瘵之渐"当防肺痿肾惫。多见肺痨迁延日久,累及他脏。临证当分气阴不足型、阴虚阳浮型。

气阴不足型

肺痨日久,血伤气亦伤,脾气不足,运化无力,奉心化赤者少,心失所养,形成肺心脾俱虚。

【临床表现】咳嗽痰白或痰中带血,神疲乏力,气短息急,自汗声怯,心悸怔忡,心烦不舒,午后发热,形寒肢冷,纳差脘胀便溏,舌质无华,脉弦细或濡软。

【治则】补气益阴,温养脾胃。

【基础方药】潞党参、盐水炒黄芪、白术、茯神、当归、莲子肉、麦冬、女贞子、紫石英、生地黄、北沙参。

加减:中阳虚便溏,加炮姜、破故纸、炒扁豆;午后潮热,加白芍桂枝同炒、白薇、银柴胡;出血,花蕊石、血见愁;内热稽留,加生地黄、女贞子;咳嗽,仙半夏、橘红、冬花、旋覆梗、远志、赖氏红。

阴虚阳浮型

肺阴久损,肝肾失养,相火上扰,肺阴更损,肺叶热燥,金破不鸣,症在肺而本在肝肾。

【临床表现】咳嗽连连,咽干无痰,或痰黏成丝,声嘶咳血,气逆息急,颧红失眠,五心烦热,潮热盗汗,舌质嫩红或艳绛,脉细数或搏指。

【治则】滋阴降火,镇逆止咳。

【基础方药】黑驴胶、百合、麦冬、玄参、石斛、女贞子、枸杞、茯神、龙骨、牡蛎、代赭石、旋覆梗、玉蝴蝶、盐水炒黄柏、知母。

加减:潮热加青蒿、白薇、龟板、墨旱莲;咳甚加五味子、诃子、炙兜铃;失音加北沙参、玉竹、十大功劳叶、生地黄、预知子。

阴阳两损阶段

肺痨发展此时,先生谓"肺痿肾惫"。肺中阴气亏虚日久,不能化生肾中阳气,而至阴阳俱虚。阴阳双方相互依存,相互滋生,一方亏虚或功能减退,必然导致另一方的虚衰。《内经》云:"无阴则阳无以化,无阳则阴无以生"。肺痨在此阶段与脾肾两脏关系最密切,迁延日久可演变发展至三脏同病。因肺病及肾,以致肾虚不能纳气而出现动则气急,或因脾病及肾,不能化精以资肾,由后天累及先天,而出现纳呆便溏或五更泄泻。同时先后天亏虚后,亦不能上承滋养肺脏,三者互为因果。

【临床表现】咳嗽稽留,咳痰色白,或夹血丝,气逆息急,动则更甚,脾弱纳少,午后潮热,盗汗自汗,声嘶或失音,形瘦色苍,或五更泄泻,形寒肢冷,舌苔光嫩无津,脉细数无力。

【治则】滋阴补阳,健脾镇咳。

【基础方药】冬虫夏草、十大功劳叶、罂粟壳、炒阿胶珠、潞党参、盐水炒黄芪、白术、天竹叶、五味子、熟地黄、石莲肉、地骨皮。

加减:偏阴虚,加龙骨、牡蛎、野料豆、生地黄、龟板、胡连、墨旱莲;偏阳虚,加肉苁蓉、破故纸、黑炮姜;偏阳虚午后寒热,白芍、桂枝同炒。

先生遗方用药,加减化裁,独具匠心,至今仍有实用价值,为拓展治疗血证思路,提供宝贵资料。遗憾的是,由于各种原因,先生血证医案未能完整收集,实在惋惜。

重视脾胃　善调气机

脾胃学说是中医理论中的一个重要部分。调治脾胃是中医临床上的一个重要措施。先生在疾病治疗过程中尤重胃气,擅调脾胃。对李东垣"有胃气则生,无胃气则死"的论点,颇为信奉。对病情错综复杂者,大多从中焦入手,时刻不忘调理脾胃为先。尝谓:"窃思精以生气,气以生神,胃为阳明,多气多血,宜养胃先图后天""血恙屡萠,恐非佳境,胃弱尤非所宜",寥寥数语精辟地阐述了脾胃在疾病治疗过程中的重要地位。盖脾胃为后天之本,生化之源,而气血精微皆赖之生生息息。

先生熟谙《内经》与《伤寒杂病论》,私淑李东垣《脾胃论》及张景岳所言"安五脏即所治脾胃",叶天士滋养胃阴学说,及前人珍贵经验。他师古而不泥古,宗法而不拘于法,往往师其用意,酌情化裁运用。认为先贤用药之法及临床经验,用文字表达,不可能面面俱到,须知其用意,要反复揣摩,从中悟出其真意。医者意也,以意治病,乃至上乘。如案载"肌色黄浮……,近来胃虽思纳,不甚宽舒,且气力尚弱,以东垣益气裁化。""崩后营气二伤,胃纳不展……以归脾汤裁化,而参固八脉。""晕眩已轻,纳谷尚弱,舌质微绛,真阴尚亏,一贯煎参酌。"先生治疗疾病立足于实践,从辨证治疗观点着手,博采众家之长,融汇各家之说,遵其法规,入其堂奥,啜英咀华。又能灵活变通,不落俗套,别有风韵。

先生在脾胃疾病中善于抓主症。如有"胃呆""纳差""胃纳素庵"症状时,在辨证过程中应区别犯胃与乘脾的不同。影响脾胃纳化功能原因有很多,不外乎外感与内伤。在胃多为外感六淫之邪、积滞、胆热犯胃,主要是伤形,令其功能紊乱,为有余的症状。多数不是脾胃本脏自病,随着外感、积滞一除,胆热一消,大多数纳化功能逐渐恢复正常。其症状多为发热恶热,兼寒热齐作,食减或不能食,恶心呕吐,脘痞胁胀,甚则吐酸嘈杂等症。在脾则多为劳役所伤,饮食失节,或其他脏腑影响,主要是伤气,为元气不足之病。症状多为"胃纳素庵",形寒或寒热不齐,食后作胀,神疲倦怠,便溏,四末常清,形神清癯。但也有其他脏影响脾胃,应先治疗它脏。如肝木犯脾、木不疏土、火不生土、水泛土崩等。《内经》曰"亢则害,承乃制",必须平承才能正常的制化。如任何一方亢旺,则脏腑之间不能正常制化而病害发生,阴阳失去和翕平衡。如案载"木火有余,纳谷不展,拟泄肝和胃。"但其间也有因果转换,脾胃有病,亦易影响到其他脏腑。如脾气不足,肺气亦虚,脾阴不足,肾阴亦亏,脾虚不能益气生血,又能影响于心,致怔忡、失眠等。医案云:"阳明气衰,纳谷不盛,汁化不多,潮汐不来,脉形细弱,舌绛少苔,气营俱虚,根植深久失治,颇有风消息贲之虑。"正如张景岳所谓"调整脾胃亦可以安五脏",临床上确有重要意义。脏腑的虚实,关键在于"胃气",即脾胃之气,"胃气"强,则五脏六腑皆能受益,升清降浊,使一身之气通泰。脾胃二者互为表里,同居中焦,亦互相影响。如胃病则脾无所禀受,亦从而为病,脾病则胃不能独行津液,致精微不布而内停,亦从而为病。如案云"纳谷在胃,而食化在脾,脾阳不强,食后作胀,呕泛清水,甚则吐酸,当脘作痛,已经一载,脉濡苔白,和胃调冲是议。""冲为血海,而隶属于阳明,胃纳不强,脾运亦弱,斯冲脉失其下顺之常",并常结合四时的变化对脾胃功能的影响。脾为湿土,胃为燥土,在正常生理情况下,阴阳调和,燥湿相得,就不会有燥或湿表现。如四时气候有了偏盛,自己正气不强,脾胃就会出现偏燥或湿反常现象,亦即称病态反应的表现。如案曰"水湿逗留,清阳不振,胃纳不展,际此湿邪用事""霉湿之令,外袭皮毛,内干肠胃,大便溏泻,脾运欠佳,四末常楚,拟以温化而行枢转"。故应掌握脾胃特性,权衡邪正虚实,根据病情的轻重深浅。同时因时、因地、因人而制宜,才能得到恰合治疗,以收桴鼓之效。

先生强调补剂必先开胃。因饮食乃至药物吸收运化,取得营养或治疗效果,必须通过胃纳,如胃不能纳,脾就不能化,气血精微就不能营养脏腑百脉,药物也不能吸收发生治疗作用。胃气闭塞,饮食不能受纳,自然补剂更难接受,如勉强服之,相反胃气更加闭塞。因此,凡用补剂,必先开胃。正如医案所云:"屡经病扰,营卫俱虚,强肾尚容缓图,先拟健中安谷为要。"先生喜用芳香与养阴开胃。芳香开胃法适用于寒湿秽浊之邪阻塞胃气,多见脘闷,不思食,食则欲呕,口淡不渴,舌白而腻或舌白而滑润。主要药物有白蔻仁、砂仁、藿香、佩兰、鸡内金、香谷芽、陈皮。养阴开胃适用于胃阴不足,胃中嘈杂,口干口糜,大便干结,舌质红少苔或无苔等症。主要药物如石斛、玉竹、天冬、麦门冬、怀山药、生地黄等。在饮食正常之后,再进补剂,其效果更佳,在临床上确有指导意义。

气是中医学中构成人体及维持生命活动的基本要素,同时也是脏腑功能活动的具体表现。《难经》云:"气者,人之根本也。"脏腑组织在气的作用下产生生理的功能表现,称之"气化",气化具体表现即为升降出入。故《黄帝内经》有"非出入则无以生长壮老,非升降则无以生长收藏,是以升降出入无器不有"之论。人体是一个完整的统一体,在生理上,各脏腑组织不仅各自进行升降出入运动,而且各脏腑组织之间的升降运动又是相互为用、相互制约和相互生化的,都是与气的作用有着至密的关系。诸如胃气之降、脾气之升、肺气肃降、肝气升发、心火下降、肾水上升、宗气固摄外邪的防御等。只有气机升降相宜,气机和调,才能使人体生理活动得以正常进行。正如先生在《医学初津》云:"凡人吸入之阳,合心火下至胞中,则蒸动膀胱之水,而化为气,出于口为津液,出于皮毛为汗。"又云:"火不足以蒸水,则津液不升,气不得化,水不足以济火,则津液干枯。"案又云:"呼吸之气通乎阴阳,出于肺而归于肾,天水一气,息息相通。"如升降失调,或升多降少,或只升不降,或只降不升,都可能破坏气机升降出入的动态平衡,致升降失职,酿成疾病。如治水肿案云:"风伤于肺,咳嗽不舒,遍身浮肿。夫肺主一身之气,气之所至水亦至焉,是故欲治肿,必先行水,又必先理气。"先生认为气病为患，大多由气逆、气滞、气郁、气虚为多。气逆主要表现在肺、肝、胃气上逆，治宜肃肺降逆、和胃降逆、调肝降逆。根据气逆的不同原因和性质，采用不同治疗方案，气滞主要是经遂闭阻，或腑气不通，体内气机不畅的病症。如胃肠气滞，宜理气行滞，或下气行滞。案云："胃气宜降，失降则嗳频，冲阳上逆，气宇不畅。"如外邪束表，肺卫气滞，宜宣肺导滞。案述："肺气象天，喜爱清肃，时当夏令，流金铄石，清肃不行。"又述："表则和其肺气，里者和其肝气"。或三焦气化失施，宜分消行滞，医案云："气化不及州都，小溲不利。""天水一气，息息相通，水脏虚涸，则气从上逆，假道于肺以作嗽。"气郁即是气聚不得发越的意思，以肝脾二脏气郁为多，治宜疏肝理气，或疏肝运脾。案云："脾阳卑监，肝木内侮""肝血不荣，疏泄失职"。气虚多见肺、脾、肾三脏有关，宜补三脏之气，亦应根据阴阳偏盛偏衰辨证施治。先生认为痰饮生成与气有着密切关系，如云："气生于水中，肾气不强，则水泛而为痰""饮为阴邪，旺于夜分，交枕则气冲作呛""肾虚气冲，动则息急，肺叶翘举以作咳，水液成痰""胸为诸气之通衢，气滞痰凝，遂成天地否象"，明确指出气机碍滞或逆上都是造成痰饮生成重要因素之一。在治疗中常用降气、纳气、行气来配合治疗痰饮病。在药物配伍上，也同样注意升降浮沉的协同作用。如治疗咽痛哑案："偶感风寒，误投滋补，譬之为油入麸，势莫出邪，已收入肺管，声不能宣，遂成音哑，喉咽刺痛，倏寒倏热，拟从宣解利肺。"方中用大力子、射干、细辛升散祛邪，其中细辛取其辛散郁火，与辛凉药相配，使其性不温燥；通草降浊阴，有助于交泰气机，从上至下，一齐疏通。肺气得开，邪有出路，在升剂中参用降药，使升而不至于浮越。确与提壶揭盖法有异曲同工之妙。精思冥悟，足可师法。体现先生对气机升降浮沉的运用，来自实践的积累。

总之，气和则安，气乱则病，气散则死，可见气之重要。所以张景岳指出："行医不知气，治病从根据"。又云："邪在表，散即调也，邪气在里，行即调也，实邪壅滞，泻即调也，虚羸因惫，补即调也。"上述论点，朗若列眉，启后人调气之法规。

用药轻灵　善用药对

轻剂是中医方剂中"十剂"之一，即使用质地轻清升浮的药物为主，能治疗邪在表的证候,称为"轻剂"。在中医药历史发展过程当中,以清代叶天士、吴鞠通最具代表性,以轻可去实方法,治疗外感及上焦疾病。正如吴鞠通所言:"治上焦如羽,非轻不举。"服用轻清之剂,使受到邪气阻挠的气机得以宣通、消散,以达到扶正祛邪目的。同时"轻剂"对慢性疾病的治疗也有重要意义,此时用的"轻剂"并非单纯轻清升散之意,而是根据疾病发展某一阶段而设定的一种治疗措施,即药物剂量减轻,小剂量服用,以促进人体抗病能力进一步提高,逐渐积累慢慢起到治疗效果,以轻治重,以达扶正祛邪目的。

　　先生博采众家之长,结合江南水土气候和人群体质的特点,在治疗上运用"薄味调治"原则。用药轻灵,要在辨证论治的基础上,恰合病机,药中病机,因病需而定,使其治疗适证,用药对应,把药物效能尽力发挥。药物用量轻与重,应根据疾病的久暂不同,缓急之异,随具体证情而异,这需要坚实的辨证论治思维和牢固的医学根基。因前往先生处求诊者,大多是迁延久治不愈的沉疴痼疾,其人虚象已露,脏腑气血已弱,脾胃功能已损,胃气已不胜药力,亦不易吸收消化,稍重则脾胃不受,稍寒凉则脾胃不耐,若辛香则胃液不济,若补益重味则滞碍中土,药力更难行。只宜小量轻投,斡旋枢机,悦脾醒胃,使后天有所养,再图它疾。反之,若重剂或攻伐,则脾胃之气更损,病更难愈,欲速则不达。比如,奄奄一息炉火,若猛加柴木或量多,反而息火,只宜微量、少添、勤添,不使炉中壅塞,很快就会燃烧起来。治病的原理,同样也如此。先生治病往往从调中土生发开始,讲究运枢机,善用轻清流动之药,致力于气机调达无滞。如案云:"肺为脏长,司诸气之出入,胸闷喘急,面部暗滞,已阅数月而闭不解,已非轻缈。"前哲云:"治上焦如羽,展气化宣轻。"窃师其意,"屡吐伤胃,胃不和卧不安,交睫时少,舌质无苔,积虚之体,病魔缠久,阴阳二气俱虚,非偏寒偏热可治,甘温和胃为议。"

轻灵用药特点

　　1. 动静结合:补气或补阴类药物都酌情加入一二味调气流动之药,少量加入不伤阴、不耗气,使其补而不壅,补而不滞。如乌药八分(相当于 2.4 克)、枳壳一钱(相当 3 克)等。

　　2. 治上焦如羽:治疗上焦疾病药物用量较轻。如苏叶、桂枝、薄荷、射干、麻黄、百部、细辛均用 6~8 分,桔梗、苏子、菊花、羌活、独活、黄芩均用 1 钱二分等。

3. 展气化宜轻:气郁、气滞调气药均用 8 分至一钱二分,如枳壳、枳实、木香、香附、佛手、苏梗、降香、郁金、厚朴、陈皮、川菖蒲、乌药、厚朴花、升麻等。

另外诸如这类药用量也很轻,如附片、五味子、通草、红花、白薇、远志、橘络、吴茱萸、甘姜、炮姜、玉桂、川连等均用 4~8 分。先生用药量多少的原则,取决于阴阳偏盛偏衰的程度和邪正力量对比,有时平淡轻投,如调气时降香用量八分,而在治疗胃气上逆、嗳气频冲时降香用至三钱,肝阳上亢病症石决明、珍珠母均用至八钱,可见先生用药并不是墨守成规一成不变的。其原则是"疏散、调气宜轻,沉降宜重",应病需而定,但用药轻灵是他一贯原则。先生用药不拘一格,讲究平和,于清淡中见奇效,轻灵中有法度。中医药神奇之处,在于临证药物配伍的巧妙,剂量把控多少的精当和辨证论治的精确。

医者对中药对最早的运用是在对药物认识的基础上,不断创造积累逐渐丰富发展而来,也是方剂最初萌芽时期,是通过长期医疗实践的经验总结的结果。药对是临床用药中相对固定的两味药物的配伍形式,是方剂配伍最小的用药单位。将药对最早运用于临床且对后世方剂学形成和发展具有相当影响的是张仲景《伤寒杂病论》,如桂枝与芍药、附子与干姜、麻黄与桂枝等。

先生临证用药非常注重药物间相须、相使、相畏、相反、相杀等关系。处方用药上常注明某药与某药同炒(前者量大后者量少),或某药与某药同打入,或某一首方与某药包煎,或某药与某药包吞,或某药煎汤代水煎药。有的选自经方、古方,有的是自己临床经验所得,有的取其气,或取其味,或取性,或合用,用药配伍颇具匠心。如白芍二钱四分与桂枝三分同炒,取张仲景调和营卫意,先生用于气虚有寒热证;白术与枳壳同炒,适用脾虚气滞;白术与枳实同炒,消痞除胀,健脾运湿,有祛邪不伤正,健脾不碍祛邪之优;竹茹与玫瑰花二朵同炒,适用于痰气互结化热之梅核气;竹茹与枳壳同炒,取温胆汤之意,和胃除烦理气;当归与小茴香同炒,用于血虚里寒气滞;黄芪与防风同炒,仿玉屏散之意,补气固表止汗;丝瓜络与红花同炒,增强通络活血作用;丝瓜络与九香虫二只同炒,增加通络理气止痛作用;吴茱萸与黄连同炒,适用肝火郁结之胁痛;薤白与吴茱萸同炒,适用三焦寒凝气运不行;葶苈子红枣打入,仿葶苈大枣泻肺汤意,破水泻肺,护脾通津;生地黄与砂仁同炒,适用于阴虚火旺兼脾胃虚寒证;生地黄与黄连四分同炒,阴虚有湿热,标本兼理;熟地黄沉香打入,增强补肾纳气作用;煨熟地黄沉香打入,脾肾俱虚;天水散即碧玉散荷叶包煎,清热利湿,升清降浊;六一散通方二张包入,增强利水化湿通淋作用(通方亦有称方通,即通草外层用刀削开,包药入煎,古时中医经常用,现在已很少用)。另有鸦胆子用桂圆肉包吞,先生用于脾肾二虚,气血不足之久痢(最早记载于《医碥》,称鸦胆丸,用圆眼干肉或芭蕉子肉包吞鸦胆子十一至十二粒,治痢立止。)。先生用药同打也很多,如生地黄四钱八分与磁石一钱打入,引火下行,增加清火镇摄作用;生地黄与砂仁三粒打入,清火养阴不伤脾;熟地黄与砂仁三粒打入,滋阴补血不碍脾;干姜与五味子各二分打入,仿小青龙汤意治痰饮,散中有收,收中有散,彼此协同,互相制约,体现"和之"之义;破故纸与胡桃肉打入,增强补肾作用;以鲜石斛煎汤代水煎药,用于温病伤津;雪羹汤代水煎药,适用于肠胃积滞等。

先生对临床用药炮制也很注重,如枇杷叶去毛清炒、白蒺藜去刺、路路通去刺、海螵蛸漂淡、桑螵蛸盐水炒、枣槟榔打去壳、木莲果剪碎、熟地黄煨透、黄芪盐水炒、补骨脂盐水炒、小茴香盐水炒、米炒党参、木香煨、麦冬去心、土炒白术、荆芥炒黑、炒乌药、炒蜣螂、陈胆星冲化服、陈胆星姜汁冲化服、玉桂饭丸另吞。先生上述用药经验,今天仍大有可取之处。

综观先生一生,是一位重视临床实践并有一定造诣的名儒医,他的学术思想和治疗经验,值得我们整理学习,继承发扬。限于本人水平,尚不能将先生的学术思想和治疗经验全面反映出来,其中有某些错误之处,敬请批评、指正。

汪建敏整理

浙江省兰溪市

2018 年 3 月

杂病医案

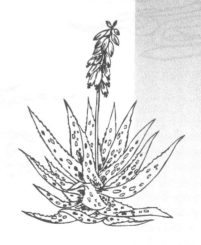

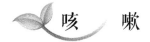
咳　嗽

验案一

沈左[*]

初诊：12 月 30 日

一阳来复，气火上升，误啖辛物，致肺气升多降少，猛咳动络，震撼不已，殊属可虑。

方药　生石膏(先煎)24 g　代赭石(先煎)12 g　陈胆星 4 g　葶苈子 4 g　旋覆花(布包)8 g　枳壳 4 g　京竹茹 6 g　生桑皮 6 g　京川贝 4 g　枇杷叶(清炒)12 g　川菖蒲 3 g　芦根 9 g

【注】一阳：冬至一阳生，冬至过后，地中阳气开始升发，故称一阳生，是阴阳转化的关键节气。

二诊：1 月 2 日

脉形涵敛，猛咳已减，皆为清泄潜降之应，当可就其范围，慎勿误食辛香，再蹈覆辙。

方药　生石膏(先煎)15 g　葶苈子 6 g　旋覆梗 8 g　连翘 8 g　川贝母 4 g　代赭石(先煎)11 g　生桑皮 8 g　陈胆星(布包)4 g　京竹茹 4 g　枇杷叶(清炒)11 g

验案二

徐左　12 月 4 日

咳嗽久缠，肾气不摄，冲逆于肺，清肃失职，脉小而沉，气郁不伸，涤饮利气以治其肺。

方药　家苏子 4 g　生薏仁 12 g　蒌实 12 g　姜半夏 6 g　罂粟壳 8 g　炒枳壳 4 g　化橘红 4 g　川菖蒲 3 g　旋覆花(布包)8 g　代赭石(生打，先煎)11 g

---

[*]　左：指男性。

验案三

戈左

努力伤气,清肃不行,失其右降,频欲作呛,膺胁胀痛,木火刑金,脉弦不驯,左更搏指,拟用泄降以和肝肺。

方药 紫菀茸4g　炒橘络4g　蒸白薇6g　生蛤壳18g　川郁金6g　降香片3g　玉蝴蝶2g　旋覆花(布包)8g　苦杏仁8g　仙半夏6g　瓜蒌实15g

验案四

叶左　1月20日

函告,近状胸闷未舒,右胁不静,咳呛起伏,右耳有时气火上升,间有自汗,大便或溏或结不等,顷刻变迁,虚家常态,拟以二气调剂。

方药 生地黄(磁石6g打入)12g　生牡蛎(先煎)12g　生白术6g　山萸肉8g　抱茯神8g　泽泻6g　夜交藤9g　仙半夏6g　墨旱莲8g　苏芡实6g　生蛤壳12g　橘络4g

验案五

王左　11月25日

脉右弦滑,肺胃痰热,清肃失降,频作咳嗽,曾经梦遗,阴虚火动,舌质剥落,心阳不潜,拟以清降而肺胃。

方药 北沙参8g　正川贝4g　生扁斛6g　生地黄15g　陈山萸肉8g　怀牛膝8g　牡丹皮6g　泽泻6g　北五味1g　甜杏仁8g　天麦冬各6g　黄柏6g　生牡蛎(先煎)24g

验案六

左

初诊:12月9日

风湿袭肺,被袭则鸣,咳嗽气闭,脉络不舒,形寒形热,胃纳减少,苔色淡白,脉虚而小,调和营卫是为至要。

方药 桂枝2g　杏仁泥11g　宣木瓜6g　当归6g　泽泻6g　路路

通(去刺)4 枚　炮姜炭 1 g　生薏苡仁 15 g　瓜蒌壳 6 g　浙贝母 8 g　黄芩 6 g　枇杷叶(清炒)11 g

二诊：12 月 12 日

咳嗽减轻,痰亦易吐,寒热近来未发,惟胃纳不多,腹气欠畅,脉迟而小,寒邪未清,踝意略为增减。

方药　桂枝 2 g　制半夏 6 g　制川朴 4 g　云苓 8 g　炮姜 2 g　阳春砂(杵,后入)3 粒　新会皮 6 g　炒枳壳 4 g　香谷芽 11 g　宣木瓜 6 g　路路通(去刺)4 枚　泽泻 6 g

【注】阳春砂：即砂仁。新会皮：即陈皮。

验案七

邱左

肝不驯顺,贯膈撑喉,心嘈似饥,食不下咽,动则头晕,木火刑金,致生痰咳,苔黄脉弦,拟利金平木。

方药　杏仁泥 8 g　大贝母 8 g　川菖蒲 3 g　瓜蒌衣 6 g　广橘红 4 g　左金丸(吞)3 g　白前、白薇各 4 g　竹茹 4 g　生白芍 8 g　川楝子 6 g　旋覆梗 8 g　川朴 4 g

【注】左金丸：由黄连、吴茱萸组成,具有清肝泄火、降逆止呕的功效。

验案八

右* 1 月 2 日

木火灼肺,咳嗽痰多,头痛而晕,胸闷不畅,近日胃不思食,脉弦苔白,拟以疏解泄降,以和肝肺。

方药　牛蒡子(打)11 g　白蒺藜(去刺)8 g　地肤子 9 g　浙贝母 8 g　仙半夏 4 g　橘红络各 4 g　苦杏仁 8 g　云茯苓 8 g　石决明(打,先煎)15 g　菊花 6 g　路路通(去刺)4 枚　苦丁茶 3 g

验案九

右

————————————

* 右：指女性。

经行甫净,血海空虚,无腹痛作胀之虑。惟因畏热就凉,寒邪犯肺,时有咳嗽,脉弦而浮,头目痛晕,拟以疏解肃肺。

方药 冬前胡6g 苦杏仁8g 川楝子6g 苏梗3g 橘红络各4g 桔梗4g 炒枳壳4g 旋覆梗6g 牛蒡子8g 浙贝母8g 枇杷叶(清炒)9g

验案十

室女

阳明气火不驯,肺气失其清肃,时有咳嗽,痰不应声,舌质光红,脉弦动搏。木火伤阴,宜潜降以和肝肺。

方药 生蛤壳15g 生白芍8g 正尖贝3g 杏仁8g 麦冬6g 旋覆花6g 生桑皮6g 肥知母8g 玉蝴蝶2g 冬青子9g 野料豆9g

验案十一

王左 1月20日

肝肾阴虚,逼肺作嗽,痰不易咯,动则气升,面常作赤,脉按弦动,相火不安窟也,拟以泄降而参镇摄。

方药 生蛤壳12g 竹茹4g 代赭石(生打,先煎)15g 北沙参8g 枳壳3g 云茯神8g 旋覆花(布包)8g 川贝4g 当归6g 露半夏4g 远志肉3g

验案十二

右

体虚邪凑,外袭皮毛,内应肺脏,胸次作闭,咳嗽痰多,头痛而晕,喉咽不利,脉弦苔白,疏邪涤饮为宜。

方药 冬前胡6g 杏仁泥8g 瓜蒌壳4g 菊花6g 仙半夏6g 泽泻6g 霜桑叶11g 广橘红4g 牛蒡子8g 白前、白薇各3g 浙贝母8g

验案十三

右

气化不利,湿留热蕴,清肃不行,咳嗽缠久,两胁刺痛,木火内燃。幸得湿从下注,热势稍减,羔有转机,仍以原步。

方药 刺蒺藜8g 大贝母8g 宣木瓜3g 杏仁8g 大力子8g 赤芍4g 赤小豆11g 川柏6g 建泽泻6g 连翘8g 瓜蒌衣6g 枇杷叶(清炒)9g

【注】大力子:即牛蒡子。

验案十四

右 9月21日

频咳未稀,激动肺气,甚则喘逆。前拟泄降,尚未见进退,惟寒热稍减,腹气尚平,木气较舒,再与益肾镇纳。

方药 甘杞子6g 仙半夏6g 代赭石(生打,先煎)8g 淡苁蓉4g 云茯苓9g 旋覆花(布包)6g 金铃子8g 化橘红4g 台乌药3g 生牡蛎(先煎)15g

验案十五

周左 9月28日

风湿外袭,内应于肺,致生咳呛,痰不应声,脉浮弦涩,膺左略痛。此外因之咳,枢机未得流利也,拟以涤饮利肺。

方药 苏子4g 苏梗3g 白蒺藜8g 生薏苡仁12g 苦杏仁9g 浙贝母8g 淡豆豉8g 白前3g 广橘红4g 牛蒡子9g 荆芥穗4g 橘络3g

验案十六

郑左 9月28日

肝肾阴虚,适当燥令,咳嗽声音不扬,胃尚容纳。此肝肾气冲,假道于肺而作咳也,治以清降。

方药 紫菀(水炙)4g 霜桑叶9g 生薏苡仁12g 苦杏仁8g 旋覆花(布包)8g 炒枳壳4g 嫩白薇4g 玉苏子4g 代赭石(生打)8g 枇杷叶(清炒)9g

验案十七

应左 9月24日

木火内郁,感受秋凉,尚失宣解,肺气失常而作咳,脉形弦浮,治以轻宣泄降。

方药 牛蒡子(打)8g 杏仁泥8g 生薏苡仁12g 大贝母8g 蝉衣6g 白蒺藜(去刺)8g 马兜铃3g 白通草3g 玉苏子4g 芦根8g 旋覆花(布包)6g

验案十八

王左

痰稠作嗽,或白或黄,水液悉凝为痰,肺气失其治节,脉弦苔腻,豁痰利气消息之。

方药 瓜蒌实15g 橘红络各4g 姜半夏8g 杏仁8g 玉苏子4g 浙贝母8g 冬葵子8g 茯苓8g 生薏仁11g 白石英(先煎)11g 路路通4枚

验案十九

张左

初诊:9月18日

努力伤气,治节不行,肺气一病,则周身之气皆病,膺胸痞满,闷咳频仍,脉形沉涩,治宜疏壅以利肺气。

方药 杏仁8g 淡甘姜1g 冬葵子8g 路路通3枚 姜半夏6g 郁李仁8g 瓜蒌实11g 川菖蒲3g 炒苏子4g 葶苈子3g 冬瓜子8g

二诊:9月23日

咳嗽较松,咳痰滑易,胸次亦觉稍畅,疏壅利气,仍宜守之勿懈。

方药 瓜蒌实15g 川菖蒲3g 冬葵子8g 京竹茹6g 金铃子6g 白芥子3g 枳实3g 郁李仁9g 象贝母8g 芦根9g 生薏仁11g 路路通3枚 枇杷叶(清炒)11g

验案二十

唐左

前哲云:形寒饮冷则伤肺,又曰:诸气上逆则发嗽。邪袭皮毛,内应肺脏,碰激不已,膺胸作痛,肺胃失其下顺之常,脉弦滑,温中蠲痰为议。

方药 白前、白薇各4g 姜半夏8g 甜杏仁8g 黑炮姜2g 浙贝母8g 旋覆梗8g 信前胡6g 川郁金4g 茯苓11g 南苏子4g 淡豆豉9g 化橘红4g

验案二十一

陈左 1月23日

连日寒热不清,咳嗽咽痛,肺火郁遏,木叩金鸣,舌质少苔,脉按频数,痰热阻于枢机,泄降之法为是。

方药 牛蒡子(打)9g 冬前胡4g 白通草3g 大贝母8g 杏仁9g 马兜铃4g 淡豆豉8g 茅桔梗4g 射干3g 瓜蒌实11g 京竹茹4g 生薏苡仁11g

验案二十二

丁左

肺卫受寒,鼻流清涕,邪已化热,咳嗽痰稠,舌苔黄白,邪留未清,脉浮弦而滑,祛风理痰渗湿。

方药 前胡6g 浙贝母8g 桂枝2g 杏仁9g 姜半夏6g 荆芥穗6g 广橘红4g 紫苏梗3g 淡豆豉8g 牛蒡子9g 梗通草3g 泽泻6g

验案二十三

沈左

初诊:9月18日

肺为华盖,而下络大肠,肠胃之火上冲,而肺气愤郁,势非轻渺,拟以泄降。

方药 生石膏(先煎)24g 冬瓜仁8g 旋覆梗6g 芦根11g 火麻仁9g 枇杷叶(清炒)8g 霜桑叶11g 京竹茹(枳壳2g同炒)6g 川贝

母6g　通丝草3g

二诊：9月22日

猛咳已减，大府亦行，脉始亦有渐和之象，诸款步效，再以进步。

方药　生石膏（先煎）15g　苦杏仁8g　焦栀子6g　冬瓜仁8g　生桑皮6g　白通草3g　京竹茹6g　芦根11g　旋覆花（布包）8g　枇杷叶（清炒）9g　葶苈子3g

验案二十四

李左

气生于水中，肾气不摄，则水泛而为痰，袭肺作嗽，清阳不振，头痛而晕，口苦苔黄，胆火恣肆，宜强肾泄肝以利肺气。

方药　女贞子11g　生蛤壳24g　代赭石（先煎）11g　野料豆12g　仙半夏6g　旋覆梗8g　抱茯神8g　石决明（先煎）24g　建泽泻6g　赖氏橘红6g　枇杷叶（清炒）9g　白滁菊6g

验案二十五

邵左

肺主一身之气，气机不利，闷咳频仍，交晚发热，苔色白腻，脉按右胜于左，湿邪踞于气分，泄降利气为治。

方药　瓜蒌实15g　浙贝母8g　梗通草3g　枳壳4g　橘红络各4g　川菖蒲3g　苦杏仁11g　带皮茯苓15g　冬葵子8g　沉香（冲）3g　仙半夏6g　白鲜皮6g　生桑皮6g　路路通4颗

验案二十六

右　11月29日

脉形弦滑，肺胃痰热，肝肾气冲，胸闷咳嗽，痰不易咳，夜卧尤甚，苔色腻黄，肺火内炽，肠腑不行，拟以泄降。

方药　瓜蒌实15g　郁李仁肉8g　旋覆花（布包）8g　京竹茹4g　炒枳壳6g　川贝母（去心）4g　苦杏仁9g　生蛤壳15g　黄射干3g　枇杷叶（清炒）11g

验案二十七

翁左

寒热已解,肺气未松,咳嗽胸闷,痰色白薄,脉弦头痛,木不受制,下侮于脾,腹气不顺,疏瀹平肝清肺。

方药 瓜蒌壳6g 橘红络各4g 姜厚朴6g 杏仁8g 浙贝母8g 川楝子6g 白前、白薇各4g 姜半夏6g 荆芥穗6g 茯苓6g 枇杷叶(清炒)9g

【注】瀹:疏导。

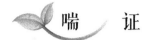 喘　　证

验案一

盛左

初诊：1月11日

病起夏初,痰咳起伏,胸闭不能俯仰,动则喘逼,喉间呀呷如水鸡声,痰稠色白,苔腻薄黄,拟以泄降而参镇纳。

方药　生蛤壳12g　仙半夏6g　玉苏子6g　瓜蒌实12g　炒枳壳6g　浮海石9g　川菖蒲3g　冬葵子8g　云茯神8g　旋覆花(布包)6g　甜杏仁8g　代赭石(生打)11g

二诊：1月13日

肝肾气冲,痰稠咳嗽,动则喘逼喉间,呀呷有声,俯仰不适,舌质微黄,仍拟泄降潜摄。

方药　露半夏6g　旋覆花(布包)8g　瓜蒌壳6g　生蛤壳15g　炒苏子6g　浮海石11g　甜杏仁8g　厚牡蛎(生打,先煎)12g　代赭石(生打,先煎)12g　川楝子8g

三诊：1月17日

肝肾气冲,大致稍减,惟胃气未健,水液悉凝为痰,窜入隧络闭胀作痛,肺俞怕寒,清阳不振,再以涤饮利气。列方如下。

方药　露半夏6g　淡甘姜2g　云茯苓11g　大白芍(桂枝2g同炒)8g　川菖蒲3g　橘红络各3g　川朴3g　家苏子4g　瓜蒌实15g　沉香片3g

验案二

任志均

初诊：脉形弦软,右部轻举兼涩,苔色腻白根黄,症则气逆动尤喘逼,此由痰食繆輵,阻窒枢机,肺失肃降,胃液悉化为痰,际此一阳来复,肾气上腾,假道于肺,升降失司,治宜蠲饮六神汤参以雪羹汤泄降。

方药 仙半夏4g 川菖蒲3g 瓜蒌实11g 杏仁泥8g 生蛤壳11g 老天竺6g 陈胆星(布包)3g 浮海石8g 橘红络各4g 雪羹汤代水煎药

【注】缪辘:纵横交错,杂乱,纠缠不清之意。

蠲饮六神汤:载于清沈尧封《女科辑要》,由橘红、石菖蒲、半夏曲、胆南星、茯苓、旋覆花组成。

雪羹汤:海蜇30克、鲜马蹄果(荸荠)15只,以小火煎烹煮1小时。

二诊:肺为娇脏,苦气上逆,痰食交洉,失其肃降。昨拟雪羹蠲饮,大府已行,闭气稍展,舌苔腻白,脉软而弦,尚有一派弥漫之气留恋未除,仍以踵步。

方药 瓜蒌实11g 陈枳壳3g 香谷芽11g 通丝草3g 仙半夏6g 云苓8g 法薏苡仁11g 川雅连3g 陈胆星3g 生蛤壳12g 浮海石8g 天竺黄6g 苏子3g 枇杷叶露9g 雪羹汤代水煎药

【注】洉:亦称冱,冻、闭塞之意。

验案三

右

初诊:无

二诊:9月21日

频咳未稀,激动肺气,甚则喘逆,前拟泄降,尚未见进退,惟寒热稍减,腹痛尚平,木气较舒,再与益肾镇纳。

方药 甘杞子6g 仙半夏6g 代赭石(生打,先煎)8g 淡苁蓉4g 云茯苓9g 旋覆花(布包)6g 金铃子8g 化橘红4g 台乌药3g 生牡蛎(先煎)15g

三诊:9月24日

近日寒热已减,腹气较平,咳嗽亦衰大半,连受益肾镇纳,喘逆已止,前方颇投,再以踵步。

方药 淡苁蓉3g 川楝子6g 北五味1g 甘杞子4g 旋覆花(布包)6g 生蛤壳11g 代赭石(先煎)8g 当归8g 炒白芍8g 仙半夏4g 远志肉3g 生扁豆9g

验案四

胡左

初诊：12月2日

阴虚火动，尺泽不藏，鼓指弦搏，肝阳不潜，木火冲逆，假肺作咳，肾失吸引，动尤喘急，根蒂之痾，末易扑清，降介潜阳，参以摄纳。

方药 北沙参8g 玉苏子4g 旋覆花(布包)6g 紫菀4g 生蛤壳15g 露半夏4g 生薏苡仁15g 浮海石8g 御米壳8g 杏仁8g 茯苓8g 代赭石(生打，先煎)11g

【注】御米壳：即罂粟壳。

二诊：12月6日

肾气上冲，不安于窟，肺叶翘举，肃降失职，脉弦搏指，舌红少苔，阴虚有火，肝阳不潜，连受摄纳，尚无进退，养阴潜阳，再以踟步。

方药 北沙参8g 白石英(生打，先煎)11g 旋覆花(布包)8g 生地黄11g 云茯神8g 天麦门冬各6g 代赭石(生打，先煎)11g 仙半夏6g 熟枣仁8g 御米壳8g 紫贝齿(生打，先煎)8g 珍珠母(生打，先煎)15g

验案五

杨左

初诊：无

二诊：1月3日

昨予宣肺理痰，气机较前略展，惟液痰留恋已久，脾阳不强，精神萎靡，近来胃纳欠佳，稍有寒热，苔黄而滑，其为痰湿滞遏无疑，拟以宣豁。

方药 仙半夏6g 鳖甲煎丸(吞)8g 白茯苓8g 青蒿6g 银柴胡6g 煨草果仁8g 九节菖蒲3g 梗通草3g 苍术6g 省头草6g 阳春砂(杵，后入)3粒 法薏仁12g

【注】省头草：即佩兰叶。

三诊：1月13日

饮邪留恋，隧络痹楚，形寒色萎，脉小而弦，苔色暗滞，肢软不弦，痰黏不易咯吐，病久体虚，改拟温通化饮，试进以觇可否。

方药 大白芍(桂枝1g同炒)8g 生薏苡仁12g 泽泻6g 云茯苓12g 生白术6g 化橘红6g 橘络4g 冬瓜仁9g 宣木瓜4g 玉桂(研细冲)1g 梗通草3g

验案六

右 1月1日

脉弦动数,尺泽不藏,气逆作喘,动则尤甚,时有闷咳数声,心烦易怒,木火伤阴,热潮起伏,汛事二月未行,营气二损,舌中脱苔,尤其明证,拟毓阴介潜以调肝肺。

方药 生地黄15g 熟枣仁(杵)9g 小麦8g 金铃子6g 北沙参8g 天冬8g 代赭石(打,先煎)11g 山药8g 厚牡蛎(打,先煎)24g 五味子(杵)1g 当归6g 甜杏仁8g 旋覆花(布包)8g

验案七

张左

久嗽作喘,脉小而弦,气阴之虚,根荄已久,胃纳不健,汁化不多,益肾强阴参以扶脾润肺。

方药 淡苁蓉4g 代赭石(先煎)11g 新会皮6g 破故纸6g 当归6g 露半夏6g 菟丝饼8g 蒸白术6g 黑炮姜2g 云茯神8g 御米壳11g 炙冬花8g

【注】根荄:根源,比喻疾病缠绵,病情较重。

验案八

右

呼吸之气通乎阴阳,出于肺而归于肾,水天一气,息息相通。水脏虚涸,则气从上逆,假道于肺以作嗽,养阴和阳守服以调肺肾。

方药 金匮肾气丸15g 旋覆梗8g 熟枣仁8g 江车前8g 杭白芍8g 黑炮姜2g 白当归6g 云茯苓11g 北五味1g 蒸白薇6g 玉苏子3g 远志肉4g

验案九

右　1月23日

哮喘一症,大半皆由肺火居多,严寒外束,肺火内郁,燔灼津液,痰稠色黄,橐籥窒塞,胸闷作喘,治节不行,大府亦结,拟以泄降以利肺气。

方药　瓜蒌实15g　炒黄芩4g　杏仁泥8g　竹茹4g　郁李仁8g
冬葵子8g　川菖蒲3g　川贝3g　葶苈子3g　陈胆星3g

【注】橐籥:古代鼓风吹火的装置,比喻肺主气,司呼吸。

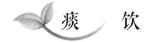

痰　饮

验案一

方室女

初诊：9 月 19 日

痰饮阻于气机,咯吐不利,胸次痞满,倏热乍寒,盗汗浃体,脉形弦小,拟以涤饮利气。

方药　白术(土炒)6 g　大白芍(桂枝 1 g 同炒)9 g　炒纹元 6 g　云茯苓 12 g　橘红 6 g　稽豆衣 9 g　仙半夏 8 g　炮姜 2 g　泽泻 6 g　汉防己 6 g　指迷茯苓丸 9 g

【注】炒纹元：即炒党参。

二诊：9 月 20 日

涤饮利气,咳逆已稀,大气亦有转圜之妙,饮聚于胃故纳呆,清阳不升故头晕也,踵以原步。

方药　仙半夏 6 g　枳术丸(入煎)8 g　破故纸(盐水炒)8 g　云茯苓 15 g　炒纹元 6 g　化橘红 4 g　大白芍(桂枝 1 g 同炒)8 g　黑炮姜 2 g　嫩白薇 3 g　炒橘络 4 g　白通草 2 g　路路通(去刺)3 枚

【注】转圜：有调停或斡旋意思。

验案二

杨左

初诊：9 月 21 日

素喜醇醪,痰湿留羁,肺家清肃不行,凝痰聚饮,非独肺胃为然,即金体亦镠辖,而成痰饮,痰饮愈室,即气机愈呆,先以运枢机而通脉。

方药　瓜蒌实 15 g　川贝母(去心)4 g　仙半夏 4 g　芦根 11 g　枳椇子 9 g　冬瓜仁 8 g　京竹茹(枳实 2 g 同炒)6 g　云苓 8 g　橘络 3 g　当归芦荟丸(布包入)8 g

【注】醇醪：味厚的美酒。

二诊：9月23日

痰湿蓼缠,得辛开降以利,大府每日一行,枢机已转,脉络稍通,脉象亦之灵动,舌苔黄薄,前药颇投,再以进步。

方药 瓜蒌实11g 金铃子6g 芦根8g 炒枳壳4g 京竹茹6g 冬瓜仁8g 枳椇子9g 云苓8g 杏仁泥8g 仙半夏6g 厚朴花4g 当归芦荟丸(布包)8g

三诊：9月25日

连受泄降痰温,脉络已通,惟体疲肢软乏力,胃纳未开,盖阳明之脉,不能束筋骨,而利机关也,前方乃剿伐之术,踵意参以扶正。

方药 生扁斛6g 阳春砂(杵,后入)3粒 川贝母(去心)4g 云茯神8g 枣仁8g 枳椇子9g 炒于术4g 赖氏橘红4g 清炒黄芪6g 红枣2枚 淡苁蓉3g

验案三

江左

初诊：12月3日

痰湿久留,曾经疟后,枢机不利,又感秋凉,致生咳嗽,稍有寒洒,卫气不调也,脉弦苔白色滞不明,拟予疏降以肃肺气。

方药 蔓荆子8g 桂枝2g 炒薏苡仁11g 茯苓9g 炒冬术6g 杏仁8g 炒苏子6g 露半夏6g 广橘红4g 阳春砂(杵,后入)3粒 香谷芽12g

二诊：12月12日

恶寒已罢,胃纳稍开,惟咳嗽纠缠未清,面色暗滞,曾经疟后而起,失于疏瀹,痰湿留羁,气机不行,脉形呆钝,踵意参以宣化。

方药 省头草6g 炒薏苡仁12g 仙半夏6g 杏仁9g 泽泻6g 白薇4g 老蔻仁(打后入)2g 白通草3g 炒苏子4g 路路通4枚

验案四

左

宿病久缠,面色淖泽,苔白脉滑,而痛从右升,此痰饮窃据肺胃。痰乘秉势,气借痰威,狼狈相依,遂成痼疾矣,当理痰饮,以捣巢窠。

方药 茯苓18g 白芥子9g 附片6g 姜半夏9g 陈山楂9g 吴茱萸3g 片姜黄6g 化橘红6g 白通草3g 生姜汁2匙 玫瑰花3朵

【注】淖泽:《素问·经络论》:"热多则淖泽,淖泽则黄赤。"王冰注:"淖,湿也;泽,润液也,谓微湿润也。"

验案五

唐左 9月21日

痰饮弥漫,转枢不利,形寒形热,咳嗽痰出不多,而胸闷欠畅,胃呆纳减,脉左弦小,右部滑数搏指,宜理痰滞以利枢机,而寒热自退矣。列方如下。

方药 瓜蒌实12g 炒莱菔子(杵)11g 焦楂肉9g 炒枳壳4g 杏仁8g 川朴3g 仙半夏6g 福建神曲9g 巨橘红4g 法薏苡仁9g 川菖蒲3g

验案六

唐左 12月29日

痰饮阻气,胸次作痛,舌质光红,脉按弦滑,口燥不甚思饮,此由中虚有痰,拟以蠲饮六神汤增减。

方药 生白术6g 甘杞子6g 南沙参8g 茯苓8g 仙半夏4g 竹茹(玫瑰花2g同炒)4g 新会皮6g 川菖蒲3g 当归6g 樟梨子(浙江称樟树梨)4g

验案七

邓左

肺气宜平,不则咳嗽,痰饮蕴蓄于中,水液不化,中气日怯,脘次痞闷不舒,舌质红滑,脉形濡弦,以苓桂术甘汤加味。

方药 白茯苓11g 生甘草3g 仙半夏6g 桂枝2g 黑炮姜2g 化橘红6g 蒸白术6g 北五味1g 玉苏子4g 法薏苡仁12g 川菖蒲3g

验案八

曾左　11月30日

肺体象天,五行为金,八卦为震,司气出入,谓之上游,清肃不行,痰饮内聚,升多降少,呀呷有声,脉弦而滑,苔色白薄,利其枢机,徐为疏瀹。

方药　云茯苓9g　川菖蒲3g　炒薏苡仁12g　细辛3g　姜半夏8g　葶苈子3g　干姜4g　巨橘红6g　瓜蒌实6g　猪牙皂2g

验案九

右　12月1日

凝痰聚饮,感邪尤甚,肺胃失降,气火上升,冲逆贯膈,咳嗽频仍,苔色黄腻,脉形弦滑,利其痰饮以肃肺气。

方药　瓜蒌实15g　仙半夏6g　生薏仁15g　杏仁8g　茯苓8g　家苏子6g　川菖蒲3g　橘红络各4g　炒枳壳4g　黄芩4g　郁李仁8g

验案十

右　1月20日

脉形弦滑,痰饮内伏,大气不宣,舌根白腻而厚,胃尚未展,冲阳不强,拟以理痰和胃而兼调气。

方药　制半夏6g　云茯苓9g　川菖蒲3g　桂枝3g　省头草6g　樟梨子4g　干姜2g　苍术、白术各6g　无花果6g　沉香曲(布包)6g

验案十一

周左　12月9日

痰饮窒滞,肺气不利,频作咳嗽,甚则有汗,舌苔黄腻,胃纳不开,拟以疏降觇其进退。

方药　瓜蒌实11g　仙半夏6g　浙贝母8g　枳壳4g　川菖蒲3g　杏仁8g　玉苏子6g　云茯苓8g　广橘红6g　法薏苡仁11g　冬葵子8g　干姜1g

验案十二

唐左

流金铄石,炼液凝痰,肾虚水泛,源泉不已,肝阳鼓煽,右降失常,发生痰咳,起伏已久,拟以泄降疏瀹。

方药 瓜蒌壳15g 川菖蒲3g 生蛤壳15g 枳壳4g 沉香曲(布包)8g 旋覆梗8g 冬葵子8g 赖氏橘红6g 白石英(先煎)11g 橘络4g 路路通4枚

验案十三

陈左 9月22日

痰饮留伏,肝阳鼓煽,作呛牵引膺胁胀痛,脉小而弦,拟以泄降以和肝肺。

方药 生蛤壳15g 焦栀皮6g 橘络4g 茯苓8g 旋覆花(布包)8g 生薏苡仁12g 瓜蒌衣6g 京竹茹6g 炒枳壳4g 枇杷叶11g 芦根15g 仙半夏4g 冬瓜仁8g

验案十四

吴左 9月25日

脉象右胜于左,弦滑应指,症则稍寒微热,胸次不舒,苔色黄腻,拟以泄化痰湿。

方药 浙贝母8g 生薏苡仁11g 瓜蒌衣6g 青蒿6g 牛蒡子(打)8g 炒苏子4g 老苏梗3g 光杏仁8g 炒莱菔子(打)11g 祥花粉6g 焦栀子6g 淡豆豉8g

验案十五

柳左

脉形弦软,肺肾俱虚,气逆迫肺以作嗽,痰饮甚多,咽喉干燥,声音为之不扬,所幸得谷者昌,藉资补救夏令。

方药 蒸白术4g 冬虫夏草3g 赖氏橘红4g 百合8g 露半夏4g 炙冬花8g 淮山药8g 十大功劳叶8g 浙贝母8g 云茯神8g 玉蝴蝶2g

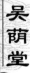

验案十六

右　1月17日

痰饮留伏,隧络不舒,或则背胀头晕,肝阳激动,内热如焚,倏冷倏热,肝之善行而数变也,拟以涤饮利气。

方药　仙半夏6g　瓜蒌实12g　炒枳壳3g　茯苓8g　橘络4g　川楝子6g　川菖蒲3g　白蒺藜8g　生蛤壳11g　川朴4g　沉香曲(布包)6g　樟梨子3g　吴茱萸(川连2g同炒)2g

验案十七

金左

脾阳不运,胃中水液凝痰,当脘作痛,袭肺作咳。前拟苓夏和中,呕吐已止,咳嗽未蠲,温降以遵前列。

方药　白茯苓11g　制半夏8g　黑炮姜3g　桂枝2g　生桑皮6g　北五味1g　蒸白术6g　川菖蒲3g　新会皮6g　旋覆梗6g　沉香曲(布包)11g

验案十八

祝左

寒湿伤脾,阳不布濩,胃中水液凝痰,袭肺咳嗽,当脘作痛,胃失其顺行,冲阳因而上逆,温中和胃涤饮治肺为宜。

方药　蒸白术6g　炮姜3g　生桑皮6g　枯木香3g　茯苓8g　沉香曲(布包)6g　新会皮4g　炒薏苡仁12g　制半夏6g　玉苏子3g

【注】布濩:遍布、布散意思。

验案十九

曹左

卫阳素虚,感寒作嗽,胃中水液成痰,夜咳稍甚,舌苔白薄,痰饮留伏已约数年,拟以蠲饮利气。

方药　桂枝3g　白茯苓9g　川菖蒲3g　淡甘姜3g　炒苏子4g　浙贝8g　制半夏8g　细辛3g　苦杏仁8g　制厚朴4g　沉香曲(布包)6g

验案二十

闰女

脾阳卑监,肝木内侮,胃中水液凝痰,泛欲呕,纳谷不多,奉生者尠,脉形迟软,气营二亏,和胃调肝是议。

方药 蒸白术6g(枳壳2g同炒) 老苏梗3g 樟梨子4g 茯神8g 佛手3g 谷芽12g 阳春砂(杵,后入)3粒 川朴6g 当归6g 纹元党参8g 木莲果4g 沉香曲(布包)6g 杭白芍6g(桂枝2g同炒)

【注】卑监:运气术语。土运不及的名称。

验案二十一

甘左

饮为阴邪,旺于夜分,交枕则气冲作呛,口渴而喜热汤,涎沫泛恶,脉濡而弦,蠲饮和中肃肺。

方药 制半夏6g 黑炮姜2g 杏仁泥8g 茯苓8g 苏子6g 厚朴3g 川菖蒲3g 广橘红4g 橘络2g 法薏苡仁12g 浙贝母8g 半硫丸6g

验案二十二

右 9月29日

前拟运机通络,大致已顺,因不慎误啖发物,而胸闭闷咳等症不除,且兼稍洒烘热,枢机不利,痰湿淹留,踵意再觇动静。

方药 毛柴胡6g 丝瓜络8g 仙半夏6g 白芥子4g 光杏仁8g 川厚朴6g 瓜蒌实15g 玉苏子4g 九香虫5只 通丝草3g 枣槟榔(打去壳)4g 金铃子6g

验案二十三

王左

痰稠作嗽,或白或黄,水液悉凝为痰,肺失其治节,脉弦苔腻,豁痰利气消息之。

方药 瓜蒌实15g 橘红络各4g 姜半夏8g 杏仁8g 玉苏子4g

浙贝母8g　冬葵子8g　茯苓8g　生薏苡仁11g　白石英（先煎）11g
路路通4枚

验案二十四

冯左

胸部为诸气之通衢，气滞痰凝，遂成天地否象，苔白而腻，脉左弦搏，右部尤动滑应指，知为老痰凝结，致肺胃失其顺下之常，辛降开痰是议。

方药　瓜蒌壳15g　浙贝母8g　旋覆梗8g　薤白4g　冬葵子9g
仙半夏4g　苦杏仁8g　川菖蒲3g　白茯苓8g　京竹茹4g（枳壳2g同炒）　半硫丸（吞服）8g

【注】半硫丸：由半夏、硫黄组成。具有温肾通便的功效。

验案二十五

何左　9月23日

燥金当令，闷咳不甚麻利，脉弦滑动尺泽下垂，阴虚之体，痰饮留伏，当以泄降以和肺胃。

方药　瓜蒌实15g　冬瓜仁8g　生蛤壳15g　芦根11g　露半夏4g
川楝子6g　生薏苡仁11g　云茯苓8g　橘络3g　紫菀（水炙）4g　家苏子3g

验案二十六

蔡左

咳痰不顺，胸宇不舒，动则息急，头筋胀闷，气化迅速，故溲溺频多，脉按弦滑搏指，痰火有余，泄降之法为是。

方药　生蛤壳12g　川菖蒲3g　竹茹6g（枳实2g同炒）　浙贝8g
玉苏子4g　制南星11g　瓜蒌实15g　石决明（先煎）24g　茯苓8g　半夏曲8g（布包）　旋覆梗8g

验案二十七

陈左

肺为囊籥,司诸气之出入,寒郁皮毛,气机窒塞,膺胸胀闷,呼吸不舒,痰稠色黄,邪已化热,姑拟泄降利肺。

方药 瓜蒌实 15 g　炒枳壳 3 g　川菖蒲 3 g　生蛤壳 11 g　浙贝 6 g
前胡 6 g　京竹茹 4 g　炒黄芩 4 g　冬葵子 8 g　浮海石 6 g

【注】囊籥:鼓风吹火装置。比喻肺主呼吸。

验案二十八

孙左

痰白黏腻,体质丰肥,经隧不能流利,逼肺作嗽,失其肃降,水液凝痰,留伏为患,利肺兼通络。

方药 杏仁 8 g　川菖蒲 4 g　蒸白薇 6 g　茯苓 11 g　冬瓜仁 11 g
半夏曲 8 g　化橘红 4 g　九孔子 4 枚　橘络 3 g　生薏苡仁 15 g　制胆南
星 6 g

【注】九孔子:即路路通。

验案二十九

周左

痰湿留于经隧,气郁为热,枢机不行,肩背重压不适,腹内燔蒸,五心发热,脉按弦动数滑,阳象有余,拟以涤饮清络调气。

方药 半夏曲 8 g　梗通草 3 g　炒枳壳 4 g　茯苓 8 g　银柴胡 6 g
大贝母 8 g　建泽泻 6 g　川楝子 6 g　青蒿 6 g　生龟板(打)18 g　厚朴花
3 g　橘络 4 g

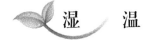

湿 温

验案一

左

初诊：湿温坏病，二月以来未得脱体，其温邪之内灼，未有不伤阴者。但误投温补之后，其阴虽伤，其湿亦滞，且病久入络，气机壅遏，以湿邪之盘踞于血分者尤多，而面色暗鼗，大府不行，尤其漱水不甚欲咽，此其验也。至其舌色绛艳，虽似伤阴，但细按脉象无滑数相兼，应指弦小，显系湿滞于阴，难分难解，非得桃仁承气，以荡涤其血分久酿之邪，恐愈久愈深，而一时未易扫解也，窃思其意。

方药 醋炒大黄6g　炒蜣螂2只　怀牛膝6g　桃仁6g　凌霄花6g　元明粉6g　鲜红花2g　瓜蒌实12g　鲜石斛30g（代水煎药）

二诊：温邪已杀，湿气犹存，关节不甚流利，二足萎楚，脉濡而小，舌质呈绛，昨进通瘀透络，大府已行，但对于病邪缠久之躯，似难偏于攻遂，近日胃犹未开，中央生气尚浅，窃思湿邪未解，终难治安，改拟化湿苏脾，参以宣络调气。

方药 冬青子9g　阳春砂（杵，后入）3g　石楠叶6g　赤小豆9g　仙半夏6g　刺蒺藜6g　细石斛6g　汉防己6g　泽泻6g　法薏苡仁9g　忍冬藤9g　白僵蚕9g　怀牛膝6g　通草3g　丝瓜络9g（略烧存性）

验案二

王康年

函告近状，似属湿温之邪，盘踞肺胃，未易一时扫解也，拟予三仁汤意。

方药 苦杏仁9g　白蔻仁（打后入）2g　生薏苡仁12g　瓜蒌实15g　通草2g　赤苓9g　藿香梗6g　莱菔子（杵）9g　泽泻6g　路路通4枚

验案三

右　9月28日

湿温坏病，耳听不聪，发热苔黄光滑，身发白痦，倏发倏减，脉弦而濡，治宜宣解。

方药 白通草3g 仙半夏6g 法薏苡仁15g 路路通(去刺)5颗 新会皮6g 白蒺藜(去刺)8g 老紫蔻(研细冲)3g 光杏仁8g 制川朴3g 省头草6g 阳春砂(杵,后入)3粒 香谷芽12g

验案四

徐左 12月11日

面色暗滞,胃呆纳食不消,脉形濡缓,清阳被遏,有时气逆,耳鸣则入夜不寐,府气欠利,曾经湿温之后,拟以化湿利气。

方药 老蔻米(研细分冲)2g 赤小豆11g 女贞子11g 川菖蒲3g 带皮苓15g 石决明(打,先煎)15g 仙半夏4g 宣木瓜6g 生薏苡仁11g 路路通(去刺)5枚 泽泻6g 白通草3g 厚朴花4g

验案五

舒左

湿温之后,瞬经匝月,胃纳稍多,口不作渴,睡难入寐,苔尚微黄,自汗盗汗,拟以二调气液。

方药 穭豆衣9g 生白芍8g 甘杞子4g 抱茯神8g 浙贝母6g 泽泻6g 夜交藤9g 远志肉3g 生白术6g 新会皮4g 小麦9g 香谷芽12g

验案六

许左

阳明壅滞,寒湿外侵,失其展布,郁遏成热,脉弦苔黄,渴喜饮,身热身寒,恙已经旬未解,拟表里分治。

方药 毛柴胡6g 苦杏仁8g 赤茯苓11g 炒黄芩6g 淡豆豉9g 焦建曲12g 佩兰叶6g 炒枳壳4g 炒莱菔子(杵)12g 紫厚朴4g

验案七

唐左

病后气阻湿留,两足跗肿,声音不扬,痰多作嗽,脉按弦滑之象,黄昏怕寒,夜央发热甚炽,苔色白腻,无畏虚投补之理,先以疏瀹。

方药 冬前胡6g 带皮苓12g 紫川朴4g 苏叶3g 炒莱菔子(杵)11g 梗通草3g 姜半夏8g 枣槟榔4g 路路通4枚 刺蒺藜8g 大腹绒3g 宣木瓜6g 淡豆豉11g

验案八

朱左

感受湿邪,由表入里,前曾少腹作痛,时序寒暄不匀,头旋作晕,间有发热,脉弦而浮,苔色黄薄,疏解而兼渗湿。列方于下。

方药 蔓荆子8g 前胡6g 金铃子6g 省头草6g 薄荷叶3g 紫厚朴4g 苏梗3g 菊花6g 建泽泻6g 路路通4枚 梗通草3g

验案九

朱左

湿火淹留,几经寒暑,或起或伏,气宇不舒,脉按弦钝,舌苔白腻,时序寒暄不匀,定有新邪干于肌腠,先议攘外,再商安内。

方药 信前胡6g 荆芥6g 泽泻6g 羌活4g 紫苏叶3g 浙贝母8g 蔓荆子9g 独活4g 广橘红4g 瓜蒌衣6g 杏仁8g

验案十

毕左

霉湿之令,邪袭皮毛,形寒形热,头痛而晕,脉象弦浮,右部胜左,邪尚留气分也,宣解之法为议。

方药 苍术6g 苦杏仁9g 茅桔梗6g 省头草6g 广陈皮6g 淡豆豉11g 秦艽6g 薄荷3g 牛蒡子(杵)11g 浙贝母8g 赤苓8g

验案十一

邵左

时序寒暄不调,形寒形热,头晕腰酸,肩背重压,脉弦而浮,舌苔浮白,治宜蠲湿祛风,而浊病亦须兼顾。

方药 毛前胡 6 g　浙贝母 8 g　川黄柏 8 g　桂枝 2 g　汉防己 6 g　江车前 11 g　豨莶草 8 g　刺蒺藜 8 g　姜半夏 6 g　荆芥穗 6 g　法薏苡仁 12 g　路路通 4 枚　萆薢 8 g

验案十二

潘左

湿火内郁,外感新邪,以致气机壅塞,经隧不舒,肩背重压,头常作晕,脉按弦搏,苔白微黄,拟疏浚以利肺气。

方药 牛蒡子(杵)11 g　橘红络各 4 g　瓜蒌衣 6 g　菊花 6 g　生薏苡仁 12 g　浙贝母 8 g　杏仁泥 8 g　梗通草 3 g　仙半夏 6 g　刺蒺藜 12 g　茯苓 8 g　九孔子 5 枚

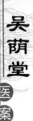

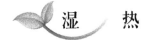 湿　热

验案一

金寿（里叶村）

积弱之体，湿热灼阴，厥阴内煽，侮脾作痛，叠进泄降，痛势少衰，而内闭不已，须防变幻，脉象弦紧，舌质焦干，拟以润下救津，试进以觇动静。

方药　鲜生地黄 15 g　银花 9 g　川菖蒲 2 g　玄参 9 g　生大黄 8 g　川郁金 6 g　生白芍 9 g　金铃子 6 g　翔花粉 8 g　紫雪丹（腐皮包吞）1 g

验案二

吴左　12 月 12 日

肾开窍于二阴，心阳下迫，遗热下焦，小溲溷浊，茎中刺痛发痒，脉沉弦小，舌根凝黄，拟以泄浊而清相火。

方药　生扁斛 8 g　根生地黄 11 g　川柏 6 g　草薢 9 g　牡丹皮 6 g　车前子 11 g　路路通（去刺）4 枚　泽泻 6 g　赤小豆 11 g　冬青子 11 g　益元散（方通 2 张包入）12 g　仙遗粮 6 g

【注】溷浊：混乱污浊。

方通：亦称通方，即通草外层用刀剖开，包药，以增通利作用。

验案三

吴左　12 月 21 日

湿火蕴崇，经络掣痛，二府俱欠利，脉弦而数，苔色腻黄，治当泻火清络，不得妄投滋补一味。

方药　生蛤壳 15 g　泽泻 6 g　车前子 11 g　牡丹皮 6 g　赤小豆 11 g　桑寄生 8 g　焦栀子 6 g　冬青子 11 g　丝瓜络 6 g　生薏苡仁 11 g　橘络 4 g

验案四

王左　9 月 30 日

气虚邪凑,湿热逗留,淹缠匝月以来或起或伏,胸如烫伤,二便不调,当此秋凉外束,稍有微寒,治当益气而分表里。

方药 生黄芪6g 赤茯苓8g 甘菊花6g 桂枝尖2g 黄芩6g 稽豆衣8g 天水散(方通2张包入)15g 白蒺藜9g 泽泻6g 细生地黄9g 荷叶梗1尺 川黄连3g 路路通3枚

【注】天水散:原名益元散。

验案五

黄左

肝阳激动,脾热上升,口味泛甜,眼带黄色,湿热内盛,气化不达于州都,小溲不利,脉弦苔黄,疏瀹以踵原步。

方药 焦栀子6g 橘核6g 滑石11g 车前子9g 川草薢8g 路路通4枚 金铃子8g 萹蓄8g 川黄柏6g 枣槟榔6g 麦芽8g

验案六

右 1月12日

湿火漫延,淹留已久,昨拟清降数剂,胃纳稍开,腰膝亦见麻利,惟舌苔黄腻,脉数未驯,踵意以觇动静。

方药 生石斛8g 麸炒枳壳6g 金银花8g 刺蒺藜9g 川柏6g 元参8g 炒黄芩6g 开连翘9g 川牛膝6g 天花粉6g 草薢8g

验案七

章左 9月27日

湿热滞于肠胃,前经肠癖,纳食不展,瞬已匝月,便利色红,脉弦濡象,拟以和胃而兼调气。

方药 焦白术6g 省头草6g 云茯苓8g 枯木香4g 制半夏6g 福建神曲12g 阳春砂(杵,后入)4粒 新会皮6g 香谷芽11g 石莲肉9g 厚朴4g 车前子9g

验案八

何左

烘洒已巇,肺气未利,舌苔黄腻未退,大府不行,阳明蕴热,清肃失司,步原而参泄降。

方药 瓜蒌仁15g 露半夏6g 玉苏子4g 杏仁8g 广橘红4g 川菖蒲3g 赤茯苓8g 建泽泻6g 大贝母8g 冬葵子8g 炒莱菔子(杵)15g 枳壳4g

验案九

闺女 1月12日

脾热淹留,唇红肿硬,汛至则面部虚浮,余无他苦,寝馈俱佳,拟以清理脾胃。

方药 生扁斛8g 炒牛蒡子9g 泽泻6g 炒黄芩4g 枳壳6g 苏梗3g 浙贝母8g 生薏苡仁12g 川厚朴4g 佛手花3g

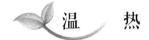# 温 热

验案一

宋左　1月1日

舌绛已退,裂痕未平,温热伤阴,治难躐等,况痰热或起或伏,负隅倚险,为厉之阶。如燎原不可扑减,还须清泄以觇进退。

方药　天竺黄3g　竹茹4g　生蛤壳12g　鲜生地黄11g　浙贝6g　通草3g　川连2g　祥花粉8g　天麦门冬各6g　当归龙荟丸6g

【注】躐等:越级,不循原有序到。本医案引申为应循序渐进,不能操之过急,慢慢调治。

负隅倚险:倚靠险要地势顽抗。温热伤阴,痰热留伏,化痰伤阴,滋阴碍痰,治疗颇为二难。痰热依此作抵抗。

为厉之阶:祸端、祸患的来由。

验案二

永言(里叶村)

痰食蕴隆,气机窒塞,舌质灰滞,耳听不聪,脉滑数,幸得便泻不结,温邪尚有出路耳。渴喜热饮,为痰饮内结尤露一斑,拟以开泄化痰。

方药　瓜蒌实12g　川黄连3g　莱菔子(打)11g　九胆星3g　连翘9g　九节菖蒲2g　浙贝母9g　赤茯苓11g　紫雪丹(搭舌中心)1g

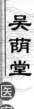

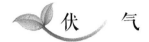 伏　气

验案一

王左　1月11日

恙起月余,一阳之后,火气上升,灼肺作嗽,脉左弦滑,舌苔腻黄,此即秋伤于液,冬生咳嗽之症,拟以伏气论治。

方药　云茯苓9g　生扁斛8g　泽泻6g　玉苏子6g　杏仁8g　冬瓜仁9g　生薏苡仁12g　旋覆花(布包)6g　浙贝母8g　枇杷叶(清炒)9g

验案二

杨左　1月2日

恙由燥火内伏,外感寒邪,气机郁塞,以致肺失肃降,气逆作呛,胃气不和,甚则欲呕,此即秋伤于燥,冬生咳嗽之症,治以宣降,当可轻减。

方药　牛蒡子9g　甘菊花6g　黄射干3g　浙贝母8g　茯苓6g　生牡蛎(先煎)12g　苦杏仁8g　瓜蒌衣6g　宣木瓜4g　杭白芍8g　枇杷叶(清炒)12g

验案三

王左　9月22日

恙由夏令感受暑邪,发热不已,淹留反复,阴虚而热不清,空咳欲呕,目视不明,当以消暑清热。

方药　天水散(荷叶包入)15g　青蒿4g　路路通(去刺)3枚　甘菊花6g　生桑皮6g　泽泻6g　苦杏仁8g　地骨皮8g　嫩白薇3g　炙鳖甲11g　木贼草6g　枇杷叶(清炒)9g

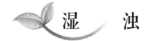 湿　　浊

验案一

余左

霉湿之气,外袭皮毛,内干肠胃,稍有寒洒,大府溏泻数次,脉形迟钝。脾运欠佳,四末痹楚,拟以温化而行枢转。

方药　省头草6g　羌活3g　藿香叶6g　苍术6g　紫川朴4g　黑炮姜3g　广陈皮4g　粉葛根6g　枯木香3g　阳春砂(杵,后入)3粒　福建神曲12g　纯阳正气丸(吞服)2g

验案二

徐左

清阳不振,湿留阻气,脘腹作疼,脉按弦滞,苔黄根腻不清,拟以化湿调气。

方药　省头草6g　枯木香3g　阳春砂(杵,后入)3粒　广陈皮4g　制半夏6g　炒谷芽11g　蒸白术6g　黑炮姜2g　玉苏子4g　法薏苡仁12g　泽泻6g　杏仁8g

验案三

郑左　9月22日

滞下渐次减轻,腹不作痛,胃纳稍展,脉弦而濡,向有痰饮,舌苔白腻,当以和胃调气。

方药　白茯苓11g　制半夏8g　法薏苡仁12g　化橘红6g　阳春砂(杵,后入)3粒　炒苏子3g　黑炮姜2g　炒苍术6g　香谷芽12g　泽泻6g　石莲肉(打)9g

验案四

刘左

水湿逗留,清阳不振,头常作晕,胸闷不舒,四肢疲软乏力,舌苔黄薄,胃纳

不展,际此湿邪用事,温化和中为治。

方药 佩兰叶6g 阳春砂(杵,后入)3粒 宣木瓜6g 法鸡金6g 带皮茯苓12g 法薏仁12g 紫川朴4g 蔓荆子6g 枣槟榔4g 川菖蒲3g 焦白术6g 炒谷芽12g

验案五

左 1月12日

风寒外束,气机不宣,稍洒微热,胸闷食减,大便溏泻,小溲不多,苔黄而厚,拟以疏表而兼行滞。

方药 秦艽6g 姜半夏6g 佩兰叶6g 荆芥穗6g 广皮6g 阳春砂(杵)3粒 柴胡4g 福建神曲12g 藿香叶6g 苏叶3g 焦楂饼9g 制川朴6g

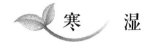 寒　湿

验案一

项左　1月17日

寒湿伤阳,肾气不强,蒸化不及,纳食减少,呕泛清涎,脉形紧小,舌无华色,恙已经久,温补脾肾参输运。

方药　炮姜3g　云茯苓8g　制半夏6g　苍术、白术各6g　附片3g　吴茱萸2g　纹元党8g　新会皮6g　淫羊藿6g　樟梨子4g　安桂心2g

验案二

胡左

寒湿阻于气机,腹笥膨满,气宇不舒,纳食不运,脉形弦小,舌少华色,拟以温化助其健运。

方药　苍术6g　枯木香3g　制半夏6g　吴茱萸2g　枣槟榔6g　带皮苓15g　法鸡金6g　阳春砂(杵,后入)3粒　香谷芽11g　大腹绒6g

验案三

叶左　11月25日

寒湿逗留,经脉濡滞,甚则痹痛,寒热起伏,胃纳不开,瞬经数月,脉按濡弦,舌苔白腻,拟用温化和其脾胃。

方药　佩兰叶6g　白茯苓8g　藿香叶6g　蔻仁(打,后入)2g,姜半夏6g　苏叶2g　白蒺藜8g　汉防己6g　制川朴4g　生薏仁12g　新会皮6g　宣木瓜6g　路路通4枚

验案四

右　9月27日

寒湿伤阳,头晕肢软,不甚思食,食则欲呕,脘腹胀痛,脉沉而迟,拟以温化调气。

方药 省头草6g　白茯苓8g　阳春砂(杵,后入)3粒　左金丸(吞)3g　炒青皮6g　藿香6g　制半夏8g　焦白术6g　金铃子6g　炒枳壳4g　焦六曲9g　姜川朴6g

验案五

右　1月1日

病起于夏令,寒湿伤脾,益之肝气郁遏,清阳不振,致成便溏身肿,脉按弦小,木气凌脾,拟以和中平木调气。

方药 法鸡金6g　带皮苓12g　新会皮6g　枯木香3g　宣木瓜6g　大腹皮6g　川楝子6g　生牡蛎(先煎)12g　法薏苡仁12g　樟梨子4g　厚朴花3g

验案六

方左

体质不强,湿邪留恋,形寒倏热,汗多而黏,曾下肠垢数日,腹中作痛,小溲不清,脉沉弦滞,胃不思纳,拟以温化渗湿调气。

方药 省头草6g　老吴茱萸3g(川连2g同炒)　穭豆衣8g　阳春砂(杵,后入)3粒　赤茯苓9g　枯木香3g　乌药3g　建泽泻6g　福建神曲11g

【注】倏:忽然。

验案七

项左　12月11日

寒湿伤脾,健运不及,当脘作痛,嗳声频冲,甚则清涎呕泛,脉形濡软,舌质少华,拟以和中助其健运。

方药 省头草6g　益智仁4g　高良姜3g　阳春砂(杵,后入)4粒　新会皮6g　樟梨子4g　沉香曲(布包)6g　薄官桂2g　制半夏6g

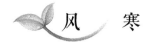

风　　寒

验案一

杨左

初诊：11 月 28 日

露宿感寒，砭入肌骨，寒冷竟习不已，咯吐冷痰，脉形弦紧，苔白而腻，面黄肌浮，小溲色赤，疏解而兼渗利。

方药　麻黄 3 g　白前、白薇各 4 g　牛蒡子(打)11 g　苦杏仁 6 g　连皮苓 15 g　浙贝母 8 g　北细辛 2 g　仙半夏 6 g　淫羊藿 6 g　通草 3 g　泽泻 8 g　路路通 4 枚　淡豆豉 9 g　桔梗 4 g

二诊：11 月 30 日

宣表疏寒已进二剂，寒仍未撤，项背几几，其冷至膝，胸脘不畅，咯吐冷痰，鼻流清涕，脉紧而弦，苔白未退，闷咳溲赤，拟踵原意。

方药　生麻黄 3 g　杏仁 11 g　广橘红 6 g　附片 2 g　桔梗 4 g　防风 6 g　瓜蒌壳 6 g　淡豆豉 8 g　北细辛 2 g　葱白头(煎温服)1 枚

三诊：12 月 2 日

右脉胜左，举按皆弦，连进疏解，昨已有汗，足冷略退。寒气较蠋，痰黏于喉，未易咯吐，阳为阴遏，仍拟疏透。

方药　大白芍 8 g　川贝母 4 g　仙半夏 4 g　桂枝 2 g　橘红络各 4 g　阳春砂(杵，后入)3 粒　白当归 6 g　云茯苓 11 g　法薏苡仁 15 g　玉苏子 4 g　沉香曲(布包)6 g　厚朴花 3 g

四诊：12 月 4 日

右脉频数，痰不易咯，外形怕冷，经脉不利，痰饮阻气，阳不布濩，拟以涤饮利其肺气。

方药　仙半夏 6 g　北细辛 3 g　瓜蒌实 15 g　淡干姜 4 g　白术 6 g　云茯苓 11 g　桂枝 2 g　胡桃肉 1 枚

五诊：12 月 6 日

阳不布濩，浊阴弥漫，肺失肃降，频咳不已，痰不易咳，身犹怕寒，脉象类数非数,痰饮久羁,治以宣豁。

方药 瓜蒌实11g 玉苏子6g 淡干姜(五味子1g打入)2g 白茯苓11g 仙半夏6g 细辛2g 嫩桂枝2g 苏梗3g 白前、白薇各4g 广橘红4g 参贝陈皮片8g

【注】参贝陈皮片:适用于气虚咳嗽,具有止咳、化痰、生津的功效。药物组成由法半夏、川贝母、甘草、乌梅、党参、食盐组成。

验案二

邵左 1月12日

严寒外束,心火不宣口苦,苔白腻厚,脉弦紧,咳嗽痰多,胃不思纳,全身常怕冷,气机不宣,疏解而兼和胃。

方药 荆芥穗6g 清防风6g 生薏苡仁12g 细辛2g 苦杏仁8g 阳春砂(杵,后入)3粒 蔓荆子9g 前胡6g 省头草6g 川朴4g 福建神曲12g 牛蒡子(打)9g

验案三

钱左 12月11日

内有湿火,外感风寒,咳嗽气逆,痰黏不爽,寒热错杂,苔腻不清,拟以宣降以肃肺气。

方药 前胡6g 牛蒡子(打)8g 泽泻6g 杏仁8g 浙贝母6g 枳壳3g 白蒺藜9g 瓜蒌壳4g 车前子9g 老苏梗2g 射干3g

验案四

室女

外感风寒,内伤夙食,形寒形热,脉浮而弦,苔色黄厚而腻,皮肤瘙痒,风湿逗留,拟宣导理气。

方药 清防风6g 炒枳壳3g 前胡6g 杏仁8g 地肤子6g 白蒺藜8g 牛蒡子(炒)9g 福建神曲11g 赤茯苓8g 白鲜皮6g 白通草3g 炒莱菔子(杵)12g

验案五

杨左　11 月 26 日

秋凉外束,肺气不宣,皮毛洒淅,频作空咳,痰不易咳,脉按弦紧,苔色白腻,口苦乏味,渴喜热饮,温化是议。

方药　白前、白薇各 6 g　白茯苓 9 g　浙贝母 8 g　北细辛 2 g　黑炮姜 3 g　仙半夏 6 g　苦杏仁 9 g　清防风 6 g　麻黄根 6 g　桂枝 2 g　淫羊藿 6 g

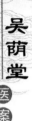

阳明经证

童左

初诊：9月22日

络脉不疏,气余为火,灼液烁津,凝痰作嗽,晨起尤甚,脉弦右寸上溢,气火不潜,治节失职,肢节酸楚,阳明之脉,不能束筋骨,而利机关也。列方如下。

方药 京竹茹6g　自然铜(先煎)8g　天花粉8g　川贝母4g　紫菀6g　玉苏子4g　豨莶草8g　生扁石斛8g　丝瓜络6g

二诊：9月23日

胃火炽甚,口渴汗出涔涔,脉按洪数,身听不聪,阳明经热不撤,改以白虎汤裁化。

方药 生石膏(先煎)24g　焦栀子6g　泽泻6g　杏仁8g　蒌衣6g　浙贝母8g　淡豆豉6g　稽豆衣9g　白通草3g　生薏苡仁12g　炒枳壳3g　北沙参8g

三诊：9月24日

改拟白虎汤裁化,汗热减轻,尚未脱体,肺受灼烁而作嗽,入夜尤甚,脉形洪数略退,踵以原意。

方药 生石膏(先煎)15g　浙贝母8g　地骨皮8g　大开麦冬8g　竹茹6g　泽泻6g　北沙参8g　生桑皮6g　焦栀子4g　肥知母8g　枇杷叶9g

大 头 瘟

左　1月17日

湿毒聚于阳明,腮肿龈浮,舌苔黄腻,颊车不利,饮食维艰,以普济消毒裁化。

方药　紫马勃4g　通草3g　白蒺藜8g　板蓝根6g　浙贝母8g
川郁金6g　天花粉6g　炒黄芩8g　大力子9g　京赤芍8g　夏枯草6g
金丝重楼6g　银花6g

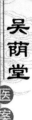

阳 维 病

验案一

右

阳维为病苦寒热，兼有咳嗽脘痛，赋禀不强，积弱之体，竟日昏昏，发热下午尤甚，纳谷素庵，奉生者尠，拟以清滋调剂。

方药 北沙参8g 生地黄15g 金铃子6g 麦冬6g 杭白芍8g 地骨皮8g 白当归8g 云茯神8g 生蛤壳12g 夜交藤8g 功劳叶8g 甘杞子4g

【注】阳维病：《难经》云："阳维病苦寒热，阴维为病苦心痛。"张洁古言："卫为阳主表，阳维受邪为病在表，故苦寒热"。

验案二

右 9月27日

阳维为病苦寒热，营卫不调，脾阳困顿纳呆，腹气作痛，脉象沉迟，拟以补中和营调气。

方药 纹元党8g 川楝子6g 樟梨子4g 白术(枳实2g同炒)4g 当归6g 川朴4g 淡干姜2g 大白芍(桂枝1g同炒)8g 木莲果6g 淡吴茱萸(川连1g同炒)2g

真寒假热

左

初诊：色痿神疲，痰浓作嗽，晨起尤甚，睡则喉部干燥，然不甚引饮，脉象软滑微数，苔色微黄，曾经寒热似疟。经云"少阳之病，湿痰为崇"，然必动痰，而嗽始出。先哲"因嗽动痰，其治在肺"，兹仿此意消息之。

方药　瓜蒌霜6g　牛蒡子6g　甜杏仁6g　柿霜6g　川贝母6g　露半夏3g　川黄连2g　洋马勃6g　野苓6g　旋覆梗6g　射干3g

二诊：少阳未罢，木火刑金，肺气不得清肃，是以喉部欠适，盖会厌为邪火所灼也，口渴不引饮，夹湿可知，稍有寒滞可除，少阳现象。肺主一身之气，肺病则气怯，专以脾倦论治，又不尽然，察证详法，宜清肺金，俾以气旺再商治法。

方药　大力子9g　生薏苡仁9g　银毛柴胡各5g　葛根花3g　生桑皮6g　洋马兜铃5g　马勃3g　薄荷叶3g　露半夏3g　甜茶叶9g　京川贝5g　细石斛5g　京柿霜5g

三诊：脉细皮寒，形衰久嗽，益之不时晕眩，虽喉部被火刺，而外寒全以怕冷之象。此真寒假热，法宜温补回阳，譬如离照当空，而阴霾尽散矣，兹仿此意参酌之。

方药　高丽参9g　甘杞子6g　淮山药6g　炙黄芪5g　广木香3g　淡附片2g　仙半夏6g　炒白术5g　早谷芽9g　西琥珀2g　全当归5g　大枣3枚

四诊：诊脉神门细弱，余部软滑，苔白腻露，晨起稍有寒滞之形，晚间跗肿，此亦肾阳不足故也。肾气上冲，故肺失清肃，前进温补回阳，喉部尚然稳适，此非真热可知，再仿金水同源，从金匮七味配。

方药　五味子1g　甘杞子6g　炒白术6g　附片3g　肉桂心1g　桂枝尖3g　干姜2g　炙桑皮6g　熟地黄(煨沉香2g打入)15g　云茯苓9g　破故纸5g　淮山药6g　露半夏5g

五诊：叠进桂附扶阳，虽不见热，然气力尚怯，脉象灇微。似亦无甚效果，益之胃口见逊，谷气不昌，或者伤及脾肾深处，故一时未易奏绩也，用六君输运积微之法。

方药 东洋参(米炒)9g　仙半夏6g　制川朴5g　干姜3g　全当归5g　化橘红5g　附片3g　炙甘草3g　朱茯神6g　炒白术5g　阳春砂(杵,后入)　炒谷芽9g　北枣3颗　银毛柴胡各5g

【注】瀿:泉水时流时止。脉象瀿微,形容脉象细小沉微。

六诊:前哲云"肺郁则寒,肝郁则热",刻下寒已转热,是阴转为阳,阳是疏通之象。况热无定时,且热亦不甚,倘从此得以转枢,是于肝虚痰郁之证。要不虽渐就轻解也。跗肿乃阳虚,则湿从下注,是当宣阳解郁,豁痰通肝之品,消息图之。

方药 淡附片3g　川贝母3g　木通3g　防己6g　木瓜5g　茯苓9g　法薏仁9g　甜杏仁9g　淫羊藿6g　川朴5g　更衣丸5g

【注】更衣丸:由芦荟、麦冬、朱砂组成。

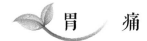

胃　痛

验案一

右　9月20日

冲为血海而隶于阳明,胃纳不强,脾运亦弱,斯冲脉失其顺下之常,脘痛嗳逆,呕泛清涎,当以健脾和胃。

方药　炒苍术6g　金铃子6g　新会皮5g　佩兰叶6g　制半夏8g　老吴萸(川连1g同炒)2g　黑炮姜2g　白茯苓8g　紫厚朴4g　煅牡蛎(先煎)15g　煨白果8g　乌贼骨9g

验案二

范左　11月26日

肝失疏泄,脾不健运,脘痛起伏,食后作酸是其明症,小腹瘕聚即其一端,拟理肝脾助其消运。

方药　枳术丸6g　法鸡金6g　麦谷芽各9g　老吴萸2g　枯木香3g　官桂3g　省头草6g　老苏梗3g　沉香曲(布包)6g　蓬术4g　台乌药4g　川楝子4g

验案三

张左　1月3日

阳为阴遏,脉小不起,当脘作痛,嗳气上冲,得热则减,舌淡少荣,积累已久,温运调气。

方药　焦冬术6g　制半夏8g　枯木香3g　炮姜3g　茯苓8g　阳春砂(杵,后入)3粒　新会皮6g　樟梨子6g　金铃子6g　炒白芍(桂枝2g同炒)8g　黑锡丹(吞服)3g

验案四

胡左　12月30日

饱后伤脾,失于健运,当脘作痛,甚则呕泛清涎,舌质光红,脉形弦小,赋禀不强,拟以运脾理气,二调肝肾。

方药 枳术丸(布包)8g 省头草6g 云茯苓8g 樟梨子4g 姜半夏8g 川朴6g 新会皮6g 枯木香4g 北沙参8g 当归8g 川楝子8g 甘杞子4g 沉香曲(布包)4g

验案五

潘左

胃纳不多,脾运亦弱,当脘作痛,气力颇疲,脉按弦软之象,苔色腻黄,拟以温化助其健运。

方药 苍术4g 制半夏8g 赤茯苓9g 广陈皮4g 厚朴4g 樟梨子3g 省头草6g 川菖蒲3g 沉香曲(布包)6g 无花果6g 佛手片3g

验案六

右 12月6日

任脉隶于少阴,冲脉发于阳明,气逆不和,当脘作痛,骨脊酸痹,胃纳不开,拟以温运。

方药 省头草6g 川朴6g 泽泻6g 阳春砂(杵)3粒 白茯苓8g 沉香曲(布包)6g 川菖蒲3g 川楝子6g 路路通4枚 苏梗3g

验案七

右 11月26日

肝血不荣,疏泄失职,当脘作痛,纳谷不多,不能健运,嗳气上逆,脉濡而迟,舌质少华,拟以和中调其肝气。

方药 纹元党8g 新会皮6g 福建神曲12g 焦白术6g 樟梨子4g 吴茱萸(川连2g同炒)2g 黑炮姜3g 制川朴4g 枯木香3g 木莲果6g 川楝子6g 沉香曲(布包)6g

验案八

赖左

脘痛神疲,腹笥鸣响,入夜不易交睫,胃不和者卧不安。大气不运,虚邪上冲,脉形迟软,肌色黄萎,理中以调诸逆。

方药 炒党参8g 枯木香3g 新会皮6g 蒸白术6g 茯苓6g
益智仁8g 炮姜3g 佩兰叶6g 菟丝饼8g 赤石脂8g

验案九

唐左 11月25日

年逾古稀,脾肾二弱,误啖发物,当脘作痛,脉沉弦搏,木气乘脾,拟以疏运和肝理气。

方药 佩头草6g 炒乌药3g 青皮陈皮各4g 炒白芍9g 制半夏6g 当归6g 金铃子6g 老吴萸(川连2g同炒)2g 樟梨子4g 佛手柑4g 沉香曲(布包)6g 麦谷芽各8g

验案十

徐左

饥饱不调,当脘作痛,嗳声频冲,甚则两胁支撑作胀,形瘦脉弦,恙经数载,拟以泄肝安胃。

方药 金铃子8g 白茯苓8g 生蛤壳12g 瓜蒌壳6g 川菖蒲3g
佛手片3g 仙半夏6g 广陈皮6g 沉香曲(布包)8g 樟梨子4g 木莲果6g

验案十一

右 9月21日

一向阴虚,脘痛嗳逆,水亏而木不涵,侮胃食减,曾经滞下甫过,腹笥作胀,木气未驯也,拟以养肝和胃。

方药 当归6g 炒枳壳3g 炒薏仁9g 炒白芍8g 石莲肉9g
阳春砂(杵,后入)3粒 生扁石斛4g 厚朴花3g 泽泻6g 香谷芽8g 金铃子9g

验案十二

柯左

饥饱失调,当脘胀痛,阳明水谷不强,脾输运乏力,膝髌冷痹,手战不和,症已根植颇深,先以理中加味。

方药 纹元党8g 新会皮6g 细桂枝3g 蒸白术6g 狗脊9g 淫羊藿8g 黑炮姜3g 制半夏8g 宣木瓜6g 沉香曲(布包)8g 樟梨子6g 巴戟天8g 乌药3g

验案十三

右

肝血不荣,体虚发热,当脘作痛,胃纳素庵,嗳声频逆,间有盗汗,全身脉络掣楚,营卫俱虚,拟以震坤同治。

方药 赤丹参8g 省头草6g 玫瑰花3朵 当归8g 黑炮姜3g 木莲果6g 蒸白术6g 杭白芍8g 制川朴4g 樟梨子4g 沉香曲(布包)6g 银柴胡6g 煅牡蛎(先煎)24g

验案十四

右

脘痛起伏,胃纳不佳,每日午后尤甚,肝血不荣,顺承脾位,舌无苔,无攻气破削之理,拟和中养血为治。

方药 纹元党8g 云茯苓8g 杭白芍8g 丹参11g 省头草6g 木莲果(剪)6g 蒸白术(枳壳2g同炒)6g 新会皮4g 阳春砂(杵,后入)4粒 全当归8g 川楝子6g 乌药4g

验案十五

曹左

脾寒胃弱,纳谷不多,当脘作痛,嗳声频逆,甚则欲呕,脉濡而迟,苔色白腻,寒湿阻于气机,温中助其健运。

方药 苍术6g 黑炮姜4g 沉香曲(布包)8g 紫厚朴4g 广陈皮6g 制半夏8g 省头草6g 樟梨子4g 赤茯苓11g 老吴茱萸2g

脾气脾阳虚

验案一

章左

初诊：12月30日

酒客中虚，便溏不实，中焦气化不及，浊阴弥漫，清阳不展，舌质苔少，脉弦而濡，拟以六君理中裁化。

方药 潞党参8g　新会皮6g　阳春砂（杵，后入）3粒　炒白术6g　益智仁8g　枳椇子9g　黑炮姜3g　枯木香3g　炙甘草2g　补骨脂6g　茯苓8g　省头草6g　炒乌药3g

二诊：1月3日

中焦乾运不强，大府常溏不实，喜啖麴糵，湿伤脾阳，舌苔白薄，脉形濡弦，踵意参以强肾。

方药 潞党参（炒）8g　炒扁豆9g　广木香3g　炒于术6g　藿香叶6g　阳春砂（杵后入）3粒　黑炮姜3g　北秫米9g　益智仁8g　破故纸8g　新会皮6g　菟丝子8g

【注】麴糵：亦称曲糵，酒曲。曲与生芽米酿造的酒。

验案二

李左

脘腹膨满，胃弱神疲，羌起数载，宗气日衰，而冲气日盛，由中府以达云门，嗳声上逆，脉形迟弱，拟以理中运阳。

方药 潞党（米炒）8g　制半夏6g　省头草6g　蒸白术6g　新会皮6g　木莲果6g　黑炮姜3g　阳春砂（杵，后入）4粒　樟梨子4g　沉香曲（布包）6g　薄官桂2g　川楝子6g

验案三

吴左　12月1日

病邪已退，正气犹虚，纳谷乏味，体弱神疲，面色黄萎，舌少华色，脉形弦缓，营气俱亏，调其脾胃六君加减。

方药 纹元党 8 g　阳春砂(杵，后入)4 粒　当归 6 g　黑炮姜 3 g　炒谷芽 12 g　川牛膝 6 g　枯木香 3 g　狗脊 8 g　新会皮 6 g　白茯苓 8 g　细桂枝 2 g　红枣 3 枚

验案四

左

太阴卑监，湿气内侵，呕恶酸疼，皆水火相乱所致。痔瘘者，乃少阳与太阴之气陷于下也。脉证不甚虚，不得偏于培补，恐留湿于中为害，法以苏土渗湿，以存标本并衡之意。

方药 焦苍白术各 6 g　川连 3 g　建泽泻 6 g　生黄芪 6 g　金石斛 6 g　新会皮 6 g　姜夏 9 g　酒条芩 6 g　生甘草 3 g　毛柴胡 3 g　绿升麻 3 g

验案五

赖左

脘腹不舒，纳谷作胀，舌无华色，脾阳素亏，中央生气已戕，脉形迟软，面色萎黄，温运以踵原步。

方药 纹元党 8 g　枯木香 3 g　甘杞子 3 g　省头草 6 g　焦于术 6 g　石莲子 8 g　炮姜 3 g　酒白芍 8 g　露半夏 4 g　新会皮 4 g　御米壳 8 g　四神丸(吞服)3 g

验案六

右

清阳不振，头晕胸闷，二便不调，腹笥作胀，脉按濡软乏力，舌淡无华。无证实投破之理，东垣益气出入。

方药 黄芪(清炒)6 g　阳春砂(杵，后入)3 粒　绿升麻 3 g　广陈皮 4 g　柴胡 4 g　当归 6 g　蒸白术 6 g　宣木瓜 6 g　枸杞子 4 g　潼蒺藜 8 g　炙甘草 3 g　纹元党 6 g　红枣 3 枚

验案七

郎左

肌色黄浮,脉形濡缓,濡为气弱,缓乃湿留,曾发寒热一症,近来胃虽思纳,不甚宽舒,且气力尚弱,舌色白薄,以东垣益气裁化。

方药 纹元党8g 新会皮6g 阳春砂(杵,后入)3粒 黄芪(清炒)6g 法薏仁12g 茯苓8g 苍术、白术各6g 毛柴胡6g 升麻3g 制半夏8g 姜3片 香谷芽12g 红枣3枚

验案八

袁左

初诊:9月22日

疝气攻冲,甚则便泻,羔起五六年,脉沉迟小,阳微阴沍,寒湿逗留,拟以温运调气。

方药 炮姜炭2g 炒乌药3g 新会皮4g 老吴茱萸2g 炒小茴2g 炒白术6g 葫芦巴3g 紫厚朴4g 薄官桂3g 川楝子6g 枯木香3g

二诊:9月24日

脾肾俱虚,便溏跗肿,胃纳不展,昨拟温运调气,未甚进退,踵意参以强肾。

方药 炒党参8g 菟丝子8g 炒扁豆8g 焦冬术6g 阿胶珠8g 破故纸(盐水炒)8g 炮姜2g 熟地炭12g 葫芦巴3g 益智仁6g 石莲肉9g 新会皮3g 淫羊藿6g

验案九

右

气虚湿留,失其健运,头晕肢软乏力,胃弱欲呕,脉形濡弦,舌苔白薄,化湿苏脾益气。

方药 省头草6g 阳春砂(杵,后入)3粒 柴胡4g 蒸白术6g 纹元党8g 宣木瓜4g 制半夏6g 云茯苓8g 法薏苡仁12g 黄芪(清炒)6g 广陈皮4g 红枣3枚

验案十

右 12月4日

脾肾阳虚,纳谷不运,脉形濡弱,舌质少华,以频年积弱之躯,屡经病扰,营卫俱虚,强肾尚容缓图,先以健中安谷为治。

方药 潞党参(米炒)8g 广藿香4g 香谷芽12g 炒白术6g 炮姜2g 当归6g 新会皮4g 枯木香3g 阳春砂(杵,后入)3粒 熟枣仁8g 菟丝饼8g 沉香曲(布包)6g

验案十一

王左

脾运不良,当霉湿之令,阳气被遏,清阳不升,肢软乏力,曾发寒热一次,脉形濡弦,拟以扶脾化湿而兼益气。

方药 蒸白术6g 法薏苡仁12g 佩兰叶6g 纹元党8g 新会皮4g 阳春砂(杵,后入)3粒 毛柴胡3g 仙半夏4g 红枣3枚

验案十二

伊左 12月11日

大腹膨胀,纳食作胀,大府或溏或否,小溲清长,脉形小缓,浊阴用事,清阳不宣,全似一派闭寒成冬之象,积累颇深,治难躐等,先以温运调气。

方药 法鸡金6g 带皮茯苓11g 白蔻壳3g 枯木香3g 宣木瓜4g 大腹绒4g 麦芽、谷芽各4g 制川朴4g 枣槟榔4g 川楝子6g 沉香曲(布包)6g 地鳖虫(炒)4g

验案十三

江左

脉右弦大,中气为虚,头晕腰脊酸楚,舌色红滑,胃纳不强,仿东垣益气裁化。

方药 纹元党8g 炒冬术6g 川断肉8g 抱茯神8g 当归6g 杜仲8g 炙黄芪6g 杭白芍9g 毛柴胡4g 炙甘草3g 潼蒺藜8g 红枣3枚

验案十四

右

四末常清,脾阳不运,胃中水液凝痰。阻于肺系则闭闷不舒,留于经隧则掣痛尤甚,脉细皮寒,曾经病后,拟温经和胃以调营卫。

方药 桂枝尖 3 g　橘红络各 3 g　杏仁泥 8 g　蒸白术 6 g　制半夏 6 g　瓜蒌实 12 g　黑炮姜 2 g　川菖蒲 3 g　薤白头 4 g　茯苓 8 g　阳春砂(杵,后入)3 粒　厚朴花 4 g

验案十五

徐左

脾阳不强,湿邪留恋作痛,或伏或起,缠绵未得扫除,脉形弦紧,舌淡无华,拟以和中化湿调气。

方药 苍术 6 g　省头草 6 g　枣槟榔 4 g　广陈皮 4 g　制半夏 8 g　枯木香 3 g　紫川朴 6 g　吴茱萸 2 g　阳春砂(杵,后入)3 粒　赤茯苓 11 g　川楝子 6 g

验案十六

邱左　12 月 8 日

纳食在胃而化食在脾,脾阳不强,食后作胀,呕泛清水,甚则吐酸,当脘作痛已经一载,脉濡苔白,和胃调冲是议。

方药 老吴茱萸(川连 2 g 同炒)2 g　紫川朴 4 g　高良姜 3 g　樟梨子 4 g　制半夏 4 g　苍术 8 g　省头草 6 g　六神曲 12 g　枣槟榔 6 g　藿香梗 6 g　官桂 3 g　青皮 6 g

验案十七

曾左

脾阳卑监,纳谷不多,肝肾之气亦弱,脘腹胀闷,睡卧不宁,胃不和者卧不安。病久体虚,拟以甘温和运。

方药 纹元党 8 g　全当归 8 g　炒白芍 8 g　蒸白术 6 g　远志肉 4 g　菟丝饼 8 g　黑炮姜 2 g　川菖蒲 3 g　破故纸 8 g　新会皮 6 g　乌药 3 g

黑锡丹2g(吞服)

验案十八

祝左

脾为湿困,色萎黄浮,脉按濡软而滞,清阳不振,气力不强,舌质淡白无华,病经缠久,拟温中化湿以运脾阳,再商议补。

方药 茅苍术6g 新会皮6g 紫厚朴6g 带皮茯苓12g 省头草6g 大腹绒6g 阳春砂(杵,后入)3粒 建泽泻6g 法薏苡仁12g 姜半夏6g 香谷芽11g

验案十九

陈左

寒湿未蠲,脾阳不运,纳谷减少,脘痛淹留,脉按濡软无力,苔腻而浮,拟以温化助其健运。

方药 省头草6g 云茯苓8g 法薏苡仁12g 苍白术各6g 佛手柑3g 樟梨子4g 广陈皮6g 枯木香3g 木莲果6g 厚朴4g 乌药3g 香谷芽11g

脾 阴 虚

验案一

右　11月7日

舌中脱液,营阴大伤,脾约干燥,两颧呈红,脉弦而数,胸闷痰嗽,盗汗减轻,胃纳稍展,仍守原意略为增减。

方药　北沙参8g　净山萸肉8g　熟枣仁8g　麦冬8g　女贞子9g　淮小麦9g　生地黄12g　泽泻6g　生牡蛎(先煎)15g　地骨皮8g　旋覆梗8g　炙冬花6g　枇杷叶9g

【注】脾约:便秘的一种病名,指脾虚津少,肠液枯燥。

验案二

汪左　9月19日

下痢月余,瘥后又萌匝月,诸症皆减。惟胃纳不开,舌质绛艳,脉按弦动带数,拟以清肾热而养胃阴。

方药　北沙参8g　淮山药8g　淳山萸肉6g　生地黄15g　熟枣仁8g　泽泻6g　天麦门冬各6g　云茯苓8g　牡丹皮4g　鲜石斛8g

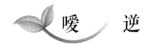

嗳　逆

验案一

周左　11月26日

近日天气骤寒,皮毛外束,内应于肺,咳呛怕冷,治节不行,木火内侮,胃纳减少,嗳气频逆,脉弦苔黄,疏泄失职。前哲云:胃气宜降,失降则嗳频。即是此症。

方药　老苏梗4g　炒青皮4g　紫川朴6g　茯苓8g　姜半夏8g　生薏苡仁12g　佩兰叶6g　苦杏仁9g　泽泻6g　炒枳壳3g　蔻壳(后入)3g　枇杷叶(清炒)11g

验案二

右

胃气宜降,失降则嗳频,冲阳上升,肺失下降,气宇不畅,嗳逆频仍,清泄以和肝肺。

方药　生蛤壳12g　枇杷叶(清炒)9g　甜杏仁8g　旋覆梗6g　竹茹4g　枳壳4g　川贝3g　金铃子6g　瓜蒌壳6g　芦根9g

验案三

程左　9月29日

寒湿伤脾,脘腹作痛嗳逆,恙经一载,多食则胀痛尤甚,脉沉而弦,拟以温运调气。

方药　藿香叶6g　新会皮6g　樟梨子4g　老吴茱萸(川连1g同炒)2g　川楝子6g　紫川朴4g　佩兰叶6g　制半夏6g　福建神曲11g　佛手花3g　木莲果(剪碎入)6g

验案四

王左

形癯神衰,积弱之体,胃纳不展,汁化不多,五脏受益已少,嗳噫频仍,脉形濡软,舌质红润,营阴二亏,玉璜一贯煎裁化。

方药 南北沙参各8g 蒸白术6g 金铃子6g 炒白芍8g 白当归6g 葳蕤6g 抱茯神8g 远志肉3g 生扁石斛8g 川菖蒲3g 广陈皮3g

【注】葳蕤:即玉竹。

验案五

右

嗳逆上冲,脘闷作胀,口糜苔腻不清,左咽刺痛,头晕心嘈似饥,拟仿柳州一贯煎意。

方药 石斛8g 开麦冬6g 当归6g 北沙参8g 泽泻6g 沉香曲(布包)6g 杭白芍8g 金铃子6g 旋覆梗8g 射干2g 川连2g 生地黄15g 路路通4枚

验案六

陈左

寒湿弥漫,阳不布达,形寒怕冷,气宇不开,胃不思纳,苔色黄薄,冲气犯胃以作嗳,气力全无,投以和中化湿调气。

方药 佩兰叶6g 丝瓜络6g 杏仁11g 汉防己6g 厚朴6g 带皮茯苓15g 瓜蒌实15g 大腹绒6g 赤小豆11g 橘红络各4g 九孔子4颗

验案七

右 9月29日

营阴大虚,木失涵养,头晕肢软乏力,嗳气频冲,胆火寄于肝,故内煽而觉热,养阴潜阳,守服当有进步。

方药 生地黄12g 甘杞子6g 云茯神8g 当归8g 石决明(先煎)24g 京竹茹4g 大白芍8g 淳山萸肉8g 甘菊花6g 泽泻6g 生牡蛎(先煎)15g 川楝子6g

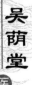

腹痛、腹泻

验案一

刘左　1月12日

少腹为阴,肝之部也,木气横逆,时或掣痛,小溲不利,胸如烫热,脉弦舌红,拟以泄肝清火。

方药　生白芍8g　当归6g　橘络4g　金铃子8g　橘核(盐水炒)6g　北沙参8g　甘杞子4g　炒乌药3g　大开冬6g　宣木瓜6g　竹茹(枳实2g同炒)6g　左金丸(吞)3g

验案二

右

脉按沉弦而搏,肝木侮脾,痛当脐腹,头晕而痛,营阴素亏,近日胃纳稍展,踵意以觇进退。

方药　生蛤壳15g　枯木香4g　川楝子6g　紫丹参8g　云茯苓6g　乌药4g　生白芍8g　新会皮4g　枸杞子4g　当归8g　阳春砂(杵,后入)4粒　蒸白术6g　川断肉8g　黑锡丹(吞服)2g

验案三

章左　1月1日

肾气攻冲作痛,手撤略舒,脉按小弦而滑,木气不驯,积弱之体,不得偏于攻破,拟以温肾调气。

方药　当归6g　炒乌药4g　焦冬术6g　炒小茴3g　葫芦巴3g　肉桂心2g　黑锡丹(吞)3g　柴胡3g　枯木香3g　杭白芍8g　川楝子8g　吴茱萸2g

验案四

右

寒热起伏,腹痛频仍,羌起三四年,正虚邪留,未得脱体。宜固正驱邪,譬如烈日当空,阴霾尽撤矣。拟方如下。

方药 炒白术6g 潞党参8g 葫芦巴3g 附片3g 桂枝3g 炒小茴4g 黄芪皮6g 黑炮姜3g 乌药4g 酒白芍8g 黑锡丹(吞服)3g

验案五

右 12月30日

肝阳疏泄太过,肾经开阖失司,每日溏泻数次,腹气或痛或否,脉弦动数,小溲热涩,拟以清潜之剂。

方药 北沙参8g 泽泻6g 左牡蛎(先煎)24g 焦白术6g 川柏6g 生龙骨8g 牡丹皮6g 江车前11g 大白芍8g 冬青子9g

验案六

章左

脾肾二虚,前曾腹痛便泻,连进温中强肾,诸症已痊,形神亦爽。惟因误啖腥冷,夙恙又萌,仍照原章参酌再进。

方药 潞党(米炒)8g 省头草6g 新会皮6g 焦白术6g 破故纸8g 菟丝饼8g 黑炮姜3g 附片2g 益智仁8g 紫厚朴4g 毛柴胡4g

验案七

右

瘕痛大势退缩,肝气不调,时发寒热,苔黄口苦,间有汗出,项脊不舒,泄降以宗前例。

方药 生蛤壳15g 赤茯苓11g 蓬莪术4g 柴胡6g 川楝子6g 佛手柑3g 仙半夏6g 木莲果6g 沉香曲(布包)6g 赤芍8g 新会皮4g 路路通4枚

验案八

蒋左

形神黯滞,脉弦不调,脘气或进或退,腹笥微膨,苔色白腻,脾阳卑监,呼吸维艰,踵意以为疏瀹。

方药 瓜蒌实15g 炒橘核6g 元明粉4g 枳壳4g 乌药4g 紫厚朴4g 法鸡金6g 蓬莪术4g 路路通4枚 炒莱菔子(杵)15g 川楝子6g 枣槟榔6g

验案九

陈左 9月18日

食积太仓,枢机不利,气壅上逆欲呕,大府不行,腹痛拒按,脉象沉实,苔燥而黄,拟以疏运调气。

方药 瓜蒌实15g 制川朴6g 路路通3枚 制半夏6g 炒麦芽9g 老吴茱萸(川连2g同炒)2g 川菖蒲3g 赤茯苓9g 炒枳壳4g 地萱草9g

验案十

叶左

积弱之体,阳不布达,浊阴互阻作痛,间有发热,营卫不和,脉形弦软,和中运阳而参行湿。

方药 蒸白术6g(枳壳3g同炒) 葫芦巴6g 省头草6g 广陈皮6g 全当归6g 法薏仁12g 杭白芍8g(桂枝1g同炒) 云茯苓8g 老苏梗3g 阳春砂(杵,后入)3粒 九孔子4枚 梗通草3g

验案十一

陈左 9月25日

脉右弦滑鼓指,腹笥支撑不舒,小溲点滴,大府不行,此阳明气阻,痰湿凝留,当拟导泄以通府气。

方药 金铃子8g 枣槟榔4g 炒枳壳6g 浙贝母8g 川朴6g 泽泻6g 老吴茱萸(川连2g同炒)2g 川菖蒲3g 路路通(去刺)3枚 青宁丸9g

验案十二

章左 9月30日

肠澼缠久,业已月余,腹不甚作痛,脉弦而濡,前拟和胃调气,饮食已稍之能进,胃气尚和,踵意参以治肾。

方药 焦白术6g 新会皮6g 福建神曲12g 炒白芍9g 阳春砂(杵,后入)3粒 肉苁蓉4g 枯木香(煨)3g 露半夏4g 益智仁6g 石莲肉(打)9g 阿胶珠4g

验案十三

右 9月29日

肝血衰少,失其涵养,有时则性急如火,木乘土位则大便常溏,脉沉弦小,脾肾俱虚,拟以二天同治。

方药 纹元党参(米炒)8g 阿胶珠8g 炮姜炭2g 蒸白术6g 石莲肉(杵)9g 益智仁6g 新会皮4g 炒扁豆9g 菟丝饼8g 破故纸6g 生牡蛎(打,先煎)11g

【注】二天同治:肾为先天之本,脾为后天之本,即脾肾同治。

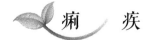

痢　疾

验案一

黄左

初诊：9 月 23 日

久痢伤肾，真阴已亏，失其闭蛰封藏之职，每日滑利数十次，舌质光降，脉形弦小而濡，漏底已入损门势，须防剧。

方药　米炒潞党参 8 g　炒淮山药 8 g　石莲肉 9 g　阿胶珠 9 g　新会皮 6 g　英粟壳 8 g　淡苁蓉 4 g　赤石脂 9 g　炒扁豆 8 g　聚精丸(吞)8 g

二诊：9 月 24 日

痢久伤肾，开阖失司，每日滑利无度，平素真阴大伤，延入痨损，湧除非易易也。

方药　阿胶珠 9 g　炒潞党参 8 g　五味子 1 g　淮山药 8 g　赤石脂 8 g　罂粟壳 8 g　淡苁蓉 4 g　禹余粮 8 g　新会皮 4 g　石莲肉 9 g　聚精丸(吞)9 g

【注】湧(涌)：本意是水从地上冒出，亦有埋没、封闭、埋藏之义。

聚精丸：黄鱼鳔胶(蛤粉炒成珠)、沙苑、蒺藜组成。

验案二

左　9 月 18 日

寒热未清，由痢变泻，是由肾传脾，由闭塞而转疏利也，病已中窍，仍宗原例参以和中。

方药　粉葛根 8 g　省头草 6 g　炒苍术 6 g　炒黄芩 6 g　炒建曲 12 g　炒薏苡仁 15 g　枣槟榔 4 g　阳春砂(杵)3 粒　川朴 3 g　香谷芽 9 g　荷蒂 1 枚

验案三

章左　11 月 28 日

中气衰弱,腹痛赤白如痢,胃纳不开,周身怕冷,肺俞尤甚,脾虚有痰,肾气素弱,拟以温运而兼疏化。

方药 炒白术6g 破故纸6g 新会皮6g 黑炮姜4g 益智仁6g 枯木香3g 炒白芍炭8g 制半夏6g 藿香梗6g 省头草6g 桂枝2g 阳春砂(杵)4粒

验案四

叶左 12月2日

秋间肠澼,淹留至今,已约数月,血犹未停,每日数次,痢色红殷,腹不作痛,小溲亦清,病久伤肾,可为准绳,脉象迟弱,虚寒之形,补脾强肾,调冲和营。

方药 潞党参8g 益智仁8g 补骨脂8g 炒白术6g 菟丝饼8g 肉苁蓉4g 黑炮姜2g 阿胶珠8g 炙黄芪6g 炒地榆9g 鸦胆子(桂圆肉包吞)21粒

验案五

右 9月24日

痢后阴虚,木火内动,头痛眼燥,溲热魂梦不宁,脉形小数,舌质干燥少津,再以疏阴潜阳。

方药 生地黄15g 天冬、麦门冬各6g 川楝子6g 北沙参8g 泽泻6g 生牡蛎(生打,先煎)15g 陈山萸肉8g 牡丹皮6g 石决明(生打,先煎)15g 扁石斛6g 霜桑叶9g 元武板(生打)11g 车前子9g

【注】元武板:即龟板。

验案六

妪 9月29日

先疟后痢,失其转枢,渐渐便逼入里,赤多白少,噤口全不思食,舌苔中黄边白,间有寒热,七旬之年,前途防变也,列方请酌。

方药 老紫蔻(研细冲)2g 白芍炭11g 赤茯苓8g 省头草6g 木槿花6g 阳春砂(杵,后入)4粒 枯木香3g 香谷芽12g 石莲肉11g 炒地榆8g

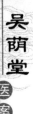
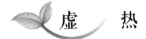 虚　热

验案一

邵左

潮热缠久,天庭独热,遇动则气冲作喘,骨瘦神衰,左部脉搏应指,阴虚阳浮,根植深久,非泛泛之滋阴清热可疗,踵意参灵品。

方药　大熟地黄18g　百合11g　地骨皮8g　煅磁石(先煎)6g　银柴胡8g　京尖贝4g　玉竹8g　苍龙齿(先煎)11g　代赭石(打,先煎)15g　十大功劳8g　蒸百部3g　冬虫夏草4g　旋覆梗6g

验案二

赵左　9月25日

气虚邪凑,入夜寒热不清,脉形濡小,舌质少苔,此乃邪少虚多之象,仿景岳法。

方药　生黄芪6g　白茯苓8g　阳春砂(杵,后入)3粒　桂枝2g　柴胡4g　破故纸(盐水炒)6g　炒白术6g　制半夏6g　当归6g　炒白芍8g　生姜3片　大枣3枚

验案三

邵左

阴虚积弱,久热淹留,近日咳嗽渐减,脉搏稍驯,大府溏薄,喘急稍舒,较前略有进步,宗例以为增减。

方药　熟地黄15g　煅龙骨(先煎)8g　煅牡蛎(先煎)15g　煅磁石(先煎)8g　抱茯神8g　淮山药8g　明玉竹6g　北五味子1g　炙龟板15g　代赭石(打,先煎)8g　冬虫夏草4g　地骨皮8g　白石英(先煎)8g

验案四

右　12月2日

胃为阳明,多气多血,纳谷不运,汁化日衰,而大络不能充满小络,周身掣楚,脉濡而弦,常有发热,营卫未和也,拟以温运。

方药 省头草6g　安桂心2g　沉香曲(布包)6g　焦白术6g　炙黄芪6g　佛手片4g　嫩桂枝2g　宽筋草6g　木莲果(剪碎入)6g　大枫藤9g　樟梨子4g　吴茱萸2g　毛柴胡6g　制半夏6g

验案五

徐左

近来寝馈如常,腹痛亦减,惟下午寒热倏发倏止,兼有漏疡,脉形弦软,而浩然之气不能充塞于天地之间,益气理虚,补中之法为是。

方药 潞党参8g　川断8g　柴胡4g　蒸白术6g　白当归8g　绿升麻3g　炙甘草3g　川楝子4g　阳春砂(杵,后入)4粒　新会皮4g　红枣4枚

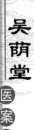

眩晕、耳鸣

验案一

右　12月1日

心血衰少,浮阳不驯,动则晕眩,入夜不易交睫,脉弦而动,舌苔微黄,拟以豁痰而清火。前哲云:无痰不晕,无火不眩。即是此症。

方药　制南星11g　浙贝母8g　橘络4g　竹茹6g　生石决明(打,先煎)24g　甘杞子4g　炒枳壳4g　生龙齿(打,先煎)8g　菊花6g　霜桑叶11g　车前子11g

验案二

右　12月5日

营阴不充,风火交煽,头旋晕眩,目视不明,而大络不能充满小络,周身痹楚,面火上越,脉弦而浮,拟以平肝息风宁络。

方药　霜桑叶9g　泽泻6g　石决明(先煎)24g　甘菊花6g　桑寄生8g　甘杞子6g　生地黄12g　当归6g　忍冬藤11g　生石斛6g

验案三

右

肝血衰少,气不驯伏,脘闷作胀,头目晕眩,木火烦扰已久,脉弦舌红,拟以养营调气。

方药　全当归8g　制首乌11g　金铃子8g　杭白芍8g　云茯神8g　枣仁8g　潼蒺藜8g　生蛤壳(先煎)12g　川菖蒲3g　远志肉3g　生龙齿(先煎)8g

验案四

右　12月3日

痰饮留伏,脉沉而弦,舌质绛艳,曾经晕仆,前哲有言:无痰不晕,无火不眩。即是此症,恐其反复。

方药 甘菊花 6 g 浙贝母 8 g 仙半夏 4 g 霜桑叶 11 g 京川贝 3 g 云茯苓 8 g 制南星 6 g 橘红络各 4 g 厚朴花 3 g 川菖蒲 3 g

验案五

吴妪 11 月 30 日

高年肾虚,腰脊痛坠,木气强横,侮脾作吐,头旋眩晕,火势炎上,苔根凝黄,脉形弦驶,息其肝阳以安中土。

方药 生地黄 12 g 川楝子 6 g 生蛤壳 11 g 大白芍 8 g 竹茹 6 g 潼蒺藜 8 g 石决明(先煎)15 g 炒枳壳 4 g 陈山萸肉 8 g 甘杞子 4 g 茯苓 8 g 当归龙荟丸 8 g

验案六

祝左

阳不潜藏,头旋晕眩,交睫魂梦甚多,脉左弦搏,木胜土亏,胃不觉纳,根植已久,改以清潜为议。

方药 金扁斛 8 g 陈萸肉 8 g 抱木茯神 8 g 生石决明(先煎)12 g 生薏仁 12 g 川黄柏 6 g 苍龙齿(先煎)8 g 生白芍 8 g 丹皮 6 g 生地黄 12 g

验案七

陈左 9 月 30 日

阴液不濡,阳浮易动,背压腰脊酸楚,五内潮烘,头旋晕眩,脉左弦小而尺泽下垂,阴虚不足于下也,拟以清滋参之潜摄。

方药 大元地 15 g 潼蒺藜 8 g 当归 8 g 淮山药 8 g 女贞子 8 g 川断肉 8 g 甘杞子 4 g 泽泻 6 g 石楠叶 6 g 生石决明(生打,先煎)15 g 元武板(生打)15 g 珍珠母(生打,先煎)8 g

验案八

右

疲倦贪眠,魂梦纷扰,头旋晕眩,眼泪多眵,胃纳素庵,舌无华色,脉按弦软之象。气营俱虚,拟从心脾肾三经一气论治。

方药 赤丹参8g 生地黄12g 熟枣仁(杵)8g 纹元党参8g 生蛤壳15g 云茯神8g 当归8g 泽泻6g 石决明(先煎)15g 夜交藤11g

【注】眵:眼屎,眼部分泌物。

验案九

徐左 9月27日

肝阳湿火酿痰,胸如烫热头晕,脉形弦滑,苔色凝黄,拟以开痰泄降。

方药 瓜蒌实15g 川菖蒲3g 橘络3g 炒枳壳4g 黄连3g 赤茯苓9g 制南星6g 京竹茹6g 泽泻6g 炒黄芩4g 礞石滚痰丸9g

验案十

郑左

阴虚之体,阳浮易动,间有头晕、耳鸣、咳嗽等症,脉形尚静,举按仍弦。还须静摄涵肝,不得烦扰动肝,庶肝肺翕和,阴平阳秘矣。

方药 北沙参8g 霜桑叶11g 牡丹皮6g 生白芍8g 野料豆11g 灵磁石(先煎)8g 大生地黄15g 云茯神8g 扁石斛6g 蒸女贞子11g 淮山药8g 珍珠母(先煎)15g 建泽泻6g

验案十一

诸葛左

脉弦动搏,气力顿疲,头痛而晕,腰膝跰踹胀硬。湿久酿热,热久生痰,阻碍枢机,负嵎依险,劳虑闷郁而成者,当以运枢而兼通络。

方药 黛蛤散(布包)15g 丝瓜络6g(九香虫2只同炒) 路路通(去刺)4枚 制南星8g 梗通草3g 豨莶草8g 京竹茹4g(枳壳1g同炒) 川菖蒲3g 川郁金6g 元明粉6g 京川贝(去心)4g

【注】跰踹:足与小腿肚。

黛蛤散:由青黛、蛤壳组成,具有清肝利肺、降逆除烦之功效。

验案十二

右

肾气不摄,肝阳上升,头痛而晕,耳如蝉鸣,带浊如注,脉弦搏指。真阴日以累亏,相火不安于窟,潜纳以宗例。

方药 生地黄24g 生白芍8g 旋覆梗8g 灵磁石(先煎)8g 代赭石(打,先煎)11g 川菖蒲3g 白石英(先煎)11g 云茯神8g 浙贝母8g 建泽泻6g 川黄柏6g

验案十三

右

湿火缠久,宗气不强,耳如蝉鸣,头旋晕眩,目泡浮满,跗肿晨瘪夜浮,痰气壅塞,改拟涤痰气渗湿。

方药 仙制半夏4g 川贝母3g 白鲜皮6g 丹皮6g 车前9g 薏苡仁12g 生扁石斛8g 炒枳壳4g 路路通4枚 杏仁8g 泽泻6g 菊花6g 川黄柏6g

验案十四

右

产近一年,已不乳子,而姅事不行,身体丰肥,耳鸣头晕,脉按弦滑,舌苔黄腻而浮。似属痰湿阻气,有碍枢机,疏瀹之法为是。

方药 半夏曲8g 生薏仁12g 瓜蒌实12g 川菖蒲3g 路路通3枚 杏仁8g 茯苓9g 紫川朴6g 金铃子6g 沉香曲(布包)6g 大腹皮6g

【注】姅事:月经。

验案十五

倪左

肝风内动,身热汗渍,左耳鸣向不和,气逆息急,阴虚阳浮,相火不安于窟。脉按弦搏,木火有余不驯,拟以清潜摄纳。

方药 北沙参8g 淮山药8g 夜交藤8g 生白芍8g 川菖蒲3g

车前子11 g　灵磁石(先煎)8 g　石决明(先煎)15 g　建泽泻6 g　五花龙骨(先煎)6 g　元武板11 g

【注】汗濈：是内热引起的汗出，连绵不断，微汗一阵接一阵的出。

验案十六

童左　9月22日

秋凉外束，内应于肺，咳呛胁肋作痛，稍洒烘热脉弦，耳鸣作响，拟以泄肝肺。

方药　瓜蒌壳6 g　甘菊花6 g　牛蒡子9 g　枳壳3 g　浙贝母8 g苦杏仁8 g　白蒺藜8 g　苍耳子6 g　白通草3 g　生薏仁9 g　路路通(去刺)3枚

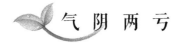

气阴两亏

验案一

左

初诊：风去湿流，汗泆遍体，时或筋脉掣痛，营气大伤，交睫亦不甚安稳。诚如东垣云"过汗伤营"，而大络不能充满小络也，列方于后。

方药 潼蒺藜6g 明玉竹6g 生牡蛎（先煎）9g 明天麻3g 阿胶（另炖，冲服）6g 炒枣9g 稽豆衣9g 防风2g 炒黄芪6g 细霍石斛6g 淮山药9g 鸡血藤膏（冲服）6g

二诊：过汗伤阴，阴虚风动，以致全身筋脉不得宁贴，或重或轻不等，益之脘闷嗳气上冲，夜梦不安，积累已久，姑从肝肾两经诊治。

方药 元武板膏（另冲）6g 玉竹6g 石决明（先煎）15g 自然铜（先煎）6g 生蛤壳12g 北沙参6g 霍石斛6g 炒枣仁6g 大枫藤6g 川锁阳9g 麦冬6g 藏红花2g 五花龙骨（先煎）6g

三诊：病久阴虚，肝阳不驯，周身脉络走痛，交睫不多，盖血少神怯也，仍踵原步缓图，以冀奏绩。

方药 大生地黄12g 当归6g 玉竹6g 甘杞子6g 生石决明（先煎）9g 夜交藤9g 白芍6g 淮山药6g 川锁阳6g 天冬、麦门冬各6g 炙虎骨6g 云茯神6g 川黄柏6g

验案二

姜左 9月25日

燥气司令，咳嗽痰稀，醒时则舌液干燥，四末常清，胃呆不甚思纳，脉形细弱，症属气营两亏。不得偏于清燥一路，法宜崇土生金，以遵《黄帝内经》"劳者温之"之旨。

方药 蒸白术6g 破故纸8g 阳春砂（杵，后入）4粒 大白芍（桂枝1g同炒）8g 炙甘草3g 香谷芽12g 白茯苓11g 当归8g 法薏仁12g 赖氏橘红4g 红枣2枚

验案三

左

初诊：色萎肌黄,睾丸肿坠,交晚寒热缠绵,食减胃呆不运,脉形迟弱,拟以东垣益气为主,而疏通脉络佐之。

方药 潞党参6g　毛柴胡4g　姜川朴6g　熟地炭9g　官桂2g　炒小茴3g　炒白术6g　炙黄芪6g　炙甘草3g　当归6g　炙乳没各3g　鹿角霜6g　广陈皮6g　炙升麻3g

二诊：益气通阳,少腹已畅,且胃纳亦宽,其为精血内虚,不言而喻,况睾丸不时肿坠,不尤更露一班手。

方药 熟地炭12g　鹿角胶(另炖,冲服)6g　炙黄芪6g　炙乳香、没药各3g　附片3g　炒小茴3g　潼蒺藜6g　西潞党参6g　炙升麻3g　当归6g　肉桂心2g　毛柴胡3g

验案四

王左

咳嗽步减,寒热亦轻,胃已稍之能展。惟汗出淋漓,黎明尤甚,脉形濡软,舌质无华,拟以二调气液。

方药 黄芪(盐水炒)8g　全当归6g　煅牡蛎(先煎)12g　蒸白术6g　北五味1g　枣仁8g　云茯神8g　杭白芍8g　煅龙骨8g　苏半夏6g　北秫米8g　淮小麦11g

验案五

右　12月9日

气阴二伤,肾虚肺萎,咳呛气逆头晕,肝阳不柔,犯胃作痛,嗳声频冲,脉形濡弦,拟以柔肝和胃而参肃肺。

方药 当归8g　南北沙参各8g　仙半夏4g　甘杞子6g　枣仁(杵)8g　生石斛6g　生白芍8g　云茯神8g　川楝子6g　旋覆花(布包)8g　枇杷叶(清炒)12g

验案六

右　12月10日

阳明气萎,少阴不强,胸痛彻背,交晚发热,自汗盗汗,气阴二伤,脉形弦细而软,苔色黄薄,胃纳素少,生气不多,拟以魏氏一贯煎增减。

方药　北沙参8g　抱木茯神8g　生龙齿(先煎)8g　当归8g　生石斛6g　生牡蛎(先煎)12g　甘杞子6g　熟枣仁9g　大生地黄15g　淮小麦11g　川楝子6g　麦冬6g

验案七

唐左

年老气阴二亏,胃纳不展,脉按弦软之象,舌质光红细裂,下午属阴,疲怯尤甚,仍拟劳者温之,踵意略为更改。

方药　潞党参8g　淮山药8g　制首乌11g　北沙参8g　蒸白术4g　黄芪6g　云茯神8g　生石斛8g　北五味子1g　石莲肉9g

验案八

桑左　12月3日

气阴二伤,木失涵敛,面热自汗,交睫不多,胃呆脘痛,怔忡惊悸,脉络不舒,头旋晕眩,脉弦苔黄,肝阳恣肆,拟予潜摄以觇动静。

方药　玳瑁片(生打)6g　生石斛6g　青龙齿(打,先煎)8g　珍珠母(生打,先煎)15g　怀牛膝8g　熟枣仁8g　淮山药8g　生牡蛎(打,先煎)15g　淮小麦11g　甘杞子6g　代赭石(生打,先煎)11g　当归6g　陈山萸肉8g

验案九

右　12月6日

藩篱不固,易于感邪,咳呛尤甚,寒热往来,病缠已久,气营二亏,根蒂凋损,形体虚羸,恐防变态。附方候裁。

方药　大白芍8g　银柴胡6g　白茯苓8g　桂枝木2g　当归6g　北五味子1g　老苏梗3g　姜半夏8g　干姜2g　广橘红4g　阳春砂

（杵）3粒　毛柴胡6g

【注】藩篱：屏障。意为卫阳不足。

验案十

胡左　12月5日

胃不思食，食亦作胀，脾运不良，荡漾欲呕，时作寒热，气营二弱，脉象不起，舌苔白薄，调其营卫，参以疏瀹。

方药　当归6g　佩兰叶6g　樟梨子4g　酒芍8g　桂枝木3g　川朴4g　云茯苓8g　露半夏6g　阳春砂（杵）4粒　柴胡6g　老苏梗3g　麦芽、谷芽各8g　沉香曲（布包）6g

验案十一

王左

元阴素弱，当此夏令，火旺水亏，脉形弦软。窃思精以生气，气以生神，胃为阳明，多气多血，宜养胃生阴，先图后天之本。

方药　潞党参8g　淮山药8g　抱木茯神8g　蒸白术6g　当归6g　新会皮4g　元支金斛8g　生白芍8g　法薏仁12g　潼蒺藜9g　黄芪（盐水炒）8g　红枣3枚

【注】元支金斛：即石斛。

验案十二

程左　12月4日

频年积弱，气营二伤，连受温养，大府不溏，咳嗽亦减，交睫欠稳，左脉濡弦，右则虚软，中气不强，二气俱伤，劳宜和养，仍拟前方。

方药　潞党参8g　白术（土炒）6g　苏芡实8g　黄芪（清炒）6g　补骨脂8g　石莲肉11g　大白芍（桂枝2g同炒）8g　北五味子2g　阿胶珠8g　黑锡丹（吞）2g　罂粟壳8g　十大功劳叶11g

验案十三

程左

脉按弦濡,咳嗽步减,交睫颇安,胃亦多进,阴阳已有和翕之机。大便或结或溏,脾肾之气尚怯也,拟以二和气液。

方药 黄芪(盐水炒)6g 阿胶珠8g 北五味子2g 党参8g 淮山药8g 石莲肉9g 抱木茯神8g 蒸白术6g 化橘红6g 仙半夏6g 煅牡蛎(先煎)15g

验案十四

蒋左

阴虚有火,脑漏频仍,脉小而弱,肾气衰怯,营气不荣,当和其中,益脾强肾,守服当应。

方药 纹元党参8g 生白术6g 熟枣仁9g 生地黄12g 淮山药8g 炙黄芪6g 牡丹皮6g 当归6g 云茯神8g 法薏仁11g 炙甘草3g 红枣3枚

【注】脑漏:是一种病名,为鼻腔时流涕液之症。

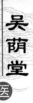

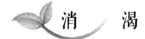

消　渴

右

消渴伤阴,口干引饮,肾水不能上济,心阳亢炽,肝火内炎,燎原之势未易扑减,舌质绛艳,拟以滋水潜降。

方药　生地黄24g　天麦门冬各8g　生蛤壳15g　鲜石斛8g　知母8g　生牡蛎(先煎)15g　元参8g　北沙参15g　草薢6g　苏芡实8g　江车前子12g

肾虚类（附尿余沥）

验案一

沈左　9月28日

步履虚浮，似不踏实，入夜跗踹掣痛，遗溺不知，此下元开阖失司，肾气不强所至，拟以强肾而司封藏闭蛰。

方药　益智仁 8 g　淫羊藿 6 g　菟丝饼 8 g　潼蒺藜 9 g　桑螵蛸 8 g　桂枝 3 g　巴戟天 8 g　附片 2 g　炒乌药 3 g　川牛膝 6 g　忍冬藤 8 g

验案二

左

遗滑频仍，真阳走泄，而湿风窃入，盘踞于经络之间，倚险负隅，势莫能出，以致头项强直，左肢为痹不举，脉细而弦，舌腻而厚，病之由来渐矣，姑拟血肉有情，寓补于通之法。

方药　鹿角膏（另炖，冲服）3 g　川牛膝 6 g　安桂心 2 g　潼蒺藜 6 g　狗脊 9 g　炙虎骨 3 g　大生地黄 9 g　生麻黄 2 g　附片 3 g　金樱子 9 g　淫羊藿 6 g　肉苁蓉 3 g　血竭 2 g

验案三

邵左

劳动之体，肝肾素亏，腰脊酸痛，两眼昏花，以年逾七秩，桑榆应有此虚家常态。以两仪六味合法。

方药　潞党参 8 g　潼蒺藜 8 g　泽泻 6 g　熟地黄 12 g　山萸肉 8 g　生石斛 6 g　甘杞子 3 g　天麦门冬各 6 g　淮山药 8 g　谷精珠 8 g　蜜蒙花 6 g　石决明（先煎）12 g

【注】秩：十年。桑榆：晚年，暮年。

两仪六味合法：以两仪膏、六味地黄汤合用。

验案四

王左　9月25日

萦纡郁闷,相火不安于窟,交睫不多,作强不强,腰常斜欹,拟温养以调乙癸。

方药　赤丹参8g　生地黄15g　厚杜仲9g　潞党参8g　川续断8g　潼蒺藜9g　抱木茯神8g　狗脊9g　石楠叶8g　玉蝴蝶20翼　胡桃肉(破故纸1g同打)2枚　熟枣仁9g

验案五

叶左

人之有肾,犹之有根,步履虚浮,晚有足气,晨时稍瘥,大气失其转枢,至于溺时不能忍耐,肾气之关键不足也,拟以强阴益肾。

方药　巴戟肉8g　破故纸6g　甘杞子6g　淡肉苁蓉4g　桑螵蛸8g　石楠叶8g　蒸白术6g　川牛膝6g　十大功劳叶11g　菟丝饼8g　宣木瓜6g　珍珠母(先煎)18g　金匮肾气丸15g(布包)

验案六

章左　11月26日

作强不强,浊阴凝沍,二府欠畅,脉沉而弱,气血二伤,苔色腐白,寒湿凝滞,运阳调气。

方药　益智仁8g　黑炮姜3g　纹元党参8g　肉苁蓉4g　破故纸8g　云茯苓8g　焦白术6g　淡附片3g　新会皮6g　枯木香4g　黑锡丹(吞)2g　台乌药4g

验案七

胡左　11月24日

肾气不化,二府失司,虚坐努责,甚则肠红,小溲不畅,溺有余沥,苔白少华,脉形虚弱,仿金匮法疏瀹。

方药　大熟地黄15g　蒸桑葚9g　川牛膝8g　淮山药8g　白头翁8g　车前子11g　破故纸8g　云茯苓8g　陈山萸肉8g　川黄柏6g

玉桂丸 2 g　肥知母 6 g

【注】玉桂丸：玉桂研粉末为丸。

验案八

程左

关闸已强,便溏转实,脏气已有资生之道,寝馈如常,纳谷多进。惟肺气未顺,多咳数声,阴阳尚未和翕也,仍宗前例。

方药　蒸白术 6 g　苏芡实 8 g　新会皮 6 g　纹元党参 8 g　炒扁豆 9 g　石莲肉 9 g　破故纸 6 g　淮山药 6 g　罂粟壳 8 g　枯木香 3 g　十大功劳叶 8 g　煅牡蛎(先煎)11 g

验案九

陈左

肾虚气冲,动则息急,肺叶翘举以作咳,水液凝痰,睡则多梦,间有盗汗,脉弦而濡,禀赋不强,根荄已久,拟以两和气液。

方药　黄芪(盐水炒)8 g　代赭石(生打,先煎)11 g　杭白芍(桂枝1g同炒)8 g　玉蝴蝶 20 翼　补骨脂(盐水炒)8 g　抱木茯神(辰砂拌)8 g　仙半夏 6 g　北五味子 1 g　淮小麦 11 g　蒸白术 6 g　煅牡蛎(先煎)11 g　苍龙齿(先煎)8 g

附：尿余沥

陈左

烦劳有火,吸其肾阴,水不足而阳有余,失其滋降,作强不强。溺有余沥,脉弦而濡,拟以强阴益气调剂。

方药　巨胜子 11 g　潞党参 8 g　淮山药 8 g　生地黄 18 g　川黄柏 8 g　生牡蛎(先煎)24 g　桑螵蛸(盐水炒)8 g　楮实子 9 g　云茯神 8 g　珍珠母(先煎)15 g　鲜石斛 8 g　天冬、麦冬各 6 g

【注】巨胜子：即黑芝麻。

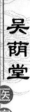

 肝阳（附肝经伏热、龙雷之火）

验案一

右

初诊：11月26日

血少火多，肝阳内煽，五内烦灼，头旋晕眩，胃纳不多，清涎上泛，脉小而弦，苔色黄薄，养胃和肝，一贯煎参酌。

方药　生石斛8g　生地黄12g　泽泻6g　北沙参8g　麦冬6g　枸杞子6g　当归6g　川楝子6g　川连2g　熟枣仁8g　生牡蛎（先煎）11g

二诊：12月3日

养胃和肝已进五剂，烦灼稍瘳，胃已多进，清涎不泛，晕眩已轻，舌质微绛，真阴尚亏，一贯煎参酌，仍踵原意。

方药　北沙参8g　陈山萸肉8g　熟枣仁8g　生地黄15g　甘杞子6g　生扁石斛6g　茯苓、茯神各8g　白当归8g　大白芍8g　泽泻6g　麦冬6g

验案二

汪左　1月17日

肝阳鼓煽，左胁赤肿坚硬，痰涎未清，睡多谵语，脉按弦动滑数，腑气尚坚，踵意以理痰热，而息肝风。

方药　陈胆星3g　川菖蒲3g　钩藤9g　炒黄芩8g　竹茹6g　更衣丸8g　生蛤壳12g　炒枳壳4g　茅草根8g　泽泻6g　羚羊角片（另蒸冲服）2g

验案三

郭左　12月9日

近状肝阳不驯，木火内炽，夜不交睫，目视不明，面颊呈红，胁肋作痛，溲黄便结,时有遗精,姑拟潜阳益阴,以冀阴平阳秘。

方药 生石决明(先煎)24 g 生龙齿(先煎)8 g 大生地黄 15 g 淮山药 8 g 北沙参 8 g 净山萸肉 8 g 牡丹皮 6 g 更衣丸 8 g 泽泻 6 g 生牡蛎(先煎)11 g 生石斛 8 g

验案四

罗左

肝阳陡升,胸如烫热,头筋掣痛,腰脊酸楚硬不舒,小溲热赤,脉弦动搏,木火有余,拟泄降潜摄。

方药 大生地黄 15 g 霜桑叶 9 g 建泽泻 6 g 菊花 6 g 生白芍 8 g 金石斛 8 g 石决明(生打,先煎)24 g 珍珠母(先煎)15 g 云神 8 g 牡丹皮 6 g 天麦门冬各 6 g

验案五

右 1月17日

营虚木失涵敛,肝阳头痛,清晨居多,犯胃泛呕,纳食减少,脉象二关不调,舌无华色,拟以泻肝和胃。

方药 石决明(生打,先煎)24 g 抱茯神 8 g 左金丸 3 g 甘杞子 6 g 仙半夏 6 g 川楝子 8 g 山萸肉 8 g 木莲果 8 g 新会皮 6 g 生白芍 9 g 宣木瓜 6 g 当归 8 g 川朴 4 g 香谷芽 11 g

验案六

右

肺虚不受制,肝阳猖獗,心嘈似饥,嗳噫频促,胃纳不佳,阳明汁化不多,厥阴阳明愈炽,踵意参以泄降。

方药 北沙参 6 g 金石斛 8 g 白石英(先煎)11 g 天麦门冬各 6 g 旋覆梗 8 g 京竹茹 4 g(玫瑰花 2 朵同炒) 赤丹参 8 g 生地黄 15 g 沉香曲(布包)6 g 川菖蒲 3 g 生牡蛎(生打,先煎)15 g 枇杷叶(清炒,布包)11 g

验案七

右 1月11日

肝阳上升,头巅肿痛,凌胃则饮食不思,扰中则心嘈不寐,脉弦少苔,肝营失其涵养耳,拟以柔肝养胃。

方药 赤丹参9g 甘杞子6g 生白芍8g 生地黄12g 熟枣仁8g 生牡蛎(打,先煎)15g 白当归8g 生石决明(先煎)15g 阿胶珠8g 抱木茯神8g 生石斛8g 夜交藤9g

验案八

右

七秩高年,形丰润不华,痰饮淹留,气逆息急,迫肺作嗽,肝阳不潜,内热如烫,脉弦动搏,舌液不润,清泄之法为议。

方药 北沙参8g 石斛8g 赖氏橘红4g 生蛤壳15g 云茯神8g 旋覆花6g 浮海石8g 仙半夏4g 蒸白薇4g 川贝3g 甜杏仁8g

验案九

徐左 1月1日

肝阳内煽,气火上升,头旋晕眩,胸次闭闷,耳气不清,胃不思纳,大便气滞色褐,痰湿尚未尽净也,予以泄降。

方药 生石决明(先煎)24g 京竹茹6g 泽泻6g 生蛤壳12g 路路通(去刺)4枚 瓜蒌仁(打)12g 川菖蒲3g 天竺黄6g 生薏仁11g 连翘8g 当归龙荟丸(吞服)6g

验案十

程左

脉弦搏指,舌质鲜艳,阴分素亏之体,肝阳易动,木火烁金,失其清肃,时有咳嗽,动则惊忡不宁。阳不易秘,清降参潜摄。

方药 大生地黄15g 山萸肉8g 北沙参8g 怀山药8g 丹皮6g 旋覆花(布包)8g 制首乌11g 云茯神8g 生牡蛎(先煎)15g 代赭石(先煎)11g 生蛤壳11g

验案十一

胡左　12月6日

肾气上冲,不安于窟,肺叶翘举,肃降失职,脉弦搏指,舌红少苔,阴虚有火,肝阳不潜,连受摄纳,尚无进退,养阴潜阳再以踸步。

方药　北沙参8g　白石英(生打,先煎)11g　旋覆花(布包)8g　生地黄11g　云茯神8g　天冬、麦冬各6g　代赭石(生打,先煎)11g　仙半夏6g　熟枣仁(打)8g　罂粟壳8g　紫贝齿(生打)8g　珍珠母(生打,先煎)15g

验案十二

叶左

息阳莫先于理阴,连受清潜涵敛,头晕泛恶等症俱轻。肝阳少息,肾阴尚亏,拟原意守服当有进步。

方药　细白条参8g　霜桑叶8g　元支金斛8g　石决明(先煎)24g　京竹茹4g　野料豆11g　珍珠母(先煎)12g　甘杞子3g　川楝子6g　川菖蒲3g　仙半夏6g

验案十三

何左　9月26日

肝阳鼓煽,痰饮袭肺作呛,似嘈非嘈,脉弦动滑,苔腻而黄,拟泄降而参渗湿。

方药　淡豆豉8g　云茯苓8g　生蛤壳15g　焦栀子6g　仙半夏6g　泽泻6g　瓜蒌实11g　石决明(先煎)15g　福建神曲15g　炒枳壳4g　草薢8g　玉苏子4g

验案十四

郭左　1月3日

风阳肆扰,肝阳上升,头晕不甚作痛,心嘈似饥,痰黏咳嗽,两手脉形滑数,木火有余,拟泄降以和肝肺。

方药　大力子(打)11g　枳壳4g　泽泻6g　霜桑叶9g　苦杏仁8g

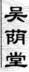

炒黄芩6g　淡豆豉8g　旋覆梗6g　路路通3枚

验案十五

右

肝阳挟痰,上升袭肺,作呛痰不易咳,喉咽干涩,声音不扬,口燥不喜引饮,脉沉而弦,舌苔黄腻,拟用泄降以和肝肺。

方药　黛蛤散15g　京竹茹6g　石决明(先煎)18g　浙贝8g　黄芩6g　龙齿(先煎)8g　瓜蒌霜6g　焦栀子皮4g　更衣丸8g　川菖蒲3g　黄射干3g　旋覆梗8g

附一:肝经伏热

郭左　11月25日

卧蚕青黑略退,眼白殷红,脉沉带数,苔色黄薄,伏热未清,仍拟泄降。

方药　生地黄(川连2g同炒)11g　赤茯苓8g　焦栀子6g　龙胆草3g　红花2g　木贼草6g　牡丹皮4g　炒枳壳4g　生桑皮6g　甘菊花6g　石决明(生打,先煎)11g　青葙子6g　蜜蒙花4g

附二:龙雷之火

邵左　11月25日

胆附于肝,相火寄焉,水阴不濡,木失涵敛,往往离窟,而上逆于头,此即龙雷之火也。阴霾四布,萤火争明,离照当空,群阴自撤矣。拟方如下。

方药　赤丹参11g　珍珠母(先煎)15g　玳瑁片8g　真牛膝8g　生地黄15g　牡丹皮6g　女贞子15g　泽泻6g　制首乌15g　合欢花6g　花龙骨(先煎)6g　车前子15g　豨莶草8g　金匮肾气丸(布包)15g

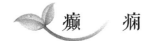

癫痫

叶左　1月20日

脉伏而弦,病发则头晕而仆,口吐清涎,筋脉战抖,此痫症之渐也,治宜息风涤痰,还须戒除辛发。

方药　钩藤9g　川菖蒲3g　生蛤壳(打)8g　石决明(生打,先煎)12g 川楝子6g　白石英(生打,先煎)9g　竹茹(生枳壳2g同炒)4g　天竺黄6g　陈胆星(姜汁另化冲服)3g

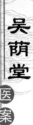
怔忡、惊悸

验案一

吴左

初诊：12月3日

惊恐伤于心肾，胸窝跳跃，魂梦不宁，间有遗滑，脉按弦小，病属二气俱虚，而元关不固亦须兼顾。

方药 潞党参8g 赤丹参11g 生地黄15g 熟枣仁9g 当归8g 麦冬6g 青龙齿(先煎)8g 生牡蛎(先煎)15g 紫贝齿(先煎)8g 云茯神8g 远志肉4g 玉蝴蝶2g 金锁固精丸11g

二诊：12月8日

阴不和阳，曾经遗浊，间有怔忡惊悸，魂梦不宁，形神清癯，四末常清，前拟二气双调，诸症步减，药病颇投，原议略为增减。

方药 潞党参8g 生地黄11g 紫贝齿(先煎)8g 赤丹参6g 冬青子8g 菟丝饼8g 云茯神8g 淮山药6g 潼蒺藜8g 苍龙齿(先煎)8g 当归6g 生牡蛎(先煎)15g 元武板胶(开水冲服)8g

验案二

左

初诊：肝风鼓动，神志不宁，时或魂梦纷扰，咽燥咳吐腥痰，闻声惊悸，小便溷浊，大便亦坚。痰热塞胸，恐神志终无宁宇也，仿立斋法。

方药 代赭石(先煎)6g 瓜蒌6g 川郁金6g 枸杞子6g 枳壳3g 陈胆星3g 福建神曲12g 沉香(冲)2g 浮海石9g 麦芽9g 川菖蒲3g

二诊：清火理痰，仍守原意。

方药 生蛤壳6g 射干3g 白通草2g 瓜蒌霜9g 炒枳壳5g 炒白术6g 薄荷3g 云苓6g 福建神曲6g 金果兰3g 滴水沉香(冲)2g 郁金8g 陈胆星3g

三诊：叠进清理痰热，中脘气宇稍舒，再踵意，参以益气安神，守服及旬，久之当有佳境也。

方药 瓜蒌霜9g 化橘红8g 浮海石6g 真柿霜5g 胆南星3g 杏仁泥6g 纹元党参9g 焦白术5g 福建神曲9g 云茯神6g 炒麦芽9g 炙黄芪5g 川菖蒲3g

四诊：痰黏喉中，哽塞不下者，名"梅核气"，系气郁生火，火郁生痰，又心阴之脉，上循喉咙，而冲脉络胃贯咽。此郁火不清，而痰气未易奏绩也，仍仿甘橘汤。

方药 白桔梗6g 生甘草3g 牛蒡子9g 川贝母5g 射干3g 瓜蒌霜6g 旋覆花(布包)6g 陈胆星2g 杏仁6g 连翘6g 怀牛膝6g 生蛤壳9g 苏薄荷3g 黄芩5g

五诊：再与益气调中，即经所谓大气一转，其结自散也，予仿之。

方药 焦冬术5g 潞党参9g 炒白芍6g 云茯苓6g 福建神曲6g 化橘红8g 炙黄芪6g 广木香3g 甜杏仁6g 炒枣仁6g 远志肉3g 枸杞子5g 当归5g

六诊：痰火冲动，扰其神明，以致闻声惊悸，魂梦纷扰，辗转因痰，痛之由来久矣。

方药 陈胆星3g 川牛膝5g 川古勇3g 川郁金8g 茯神(朱砂拌)6g 生地黄(沉香打入)9g 川菖蒲2g 风化硝3g 炒枣仁6g 麦冬8g 远志3g

【注】川古勇：即川黄连。

验案三

右 12月1日

肝之为病，闻声则惊，木火内扰，怔忡不宁，居经三月，梦日之证，胃不思纳，呕泛频仍，调其肝胃，归芍六君。

方药 纹元党参8g 白当归6g 新会皮6g 苏梗3g 酒芍8g 仙半夏4g 云苓8g 炒白术4g 阳春砂(杵,后入)3粒 熟枣仁8g 淡肉苁蓉3g

【注】梦日：古代谓生贵子的吉兆。

验案四

右 12月4日

胃纳较多,症已步顺,脾运不良,作胀稍甚,心血衰弱,夜难交睫,惊悸怔忡,神虚胆怯,肾气不强,筋骨酸软,补血和中养血加减。

方药 潞党参8g 熟枣仁8g 远志肉3g 云茯神6g 新会皮6g 生地黄(砂仁打入2g)9g 当归6g 北五味子2g 炒白术6g 香谷芽12g 炮姜2g 肉桂心2g

验案五

右 12月1日

阴虚火动,肺失肃降,咳嗽频仍,舌质绛艳,贲门缩小,噎膈之渐,左胁不舒,肝阳内煽,怔忡不寐是其明验。

方药 炒枣仁(打)8g 北沙参8g 玉蝴蝶2g 生蛤壳12g 麦冬6g 陈山萸肉8g 甘杞子4g 五味子1g 旋覆花(布包)8g 生桑皮6g 炙冬花8g 代赭石(生打,先煎)11g 夜交藤8g

验案六

郑左

阴虚积弱,胃纳不强。夫精生于谷,胃弱汁化不多,而奉心化血日少,精无以生气,气无以生神,惊悸怔忡,原属虚家常态。《内经》曰:劳者温之,试进以觇其意。

方药 杭白芍8g(桂枝2g同炒) 蒸白术6g 甘杞子3g 抱茯神8g 远志肉3g 沙苑蒺藜8g 赤丹参11g 紫石英(先煎)11g 百合8g 白当归8g 纹元党参8g 苍龙齿(先煎)8g 黄芪(盐水炒)6g 桂圆肉4颗

验案七

夏左

肝阴不足,动则头晕,魂梦纷扰,闻声则惊,阴虚阳扰之证,治宜滋降潜阳,还须静摄,以期平秘。

方药 生地黄 18 g　北沙参 8 g　楮实子 8 g　石决明(先煎)15 g　麦冬 6 g　丹皮 6 g　陈山萸肉 8 g　生白芍 8 g　福建泽泻 6 g　苍龙齿(生打,先煎)6 g　紫贝齿(先煎)11 g

验案八

郑左

胃纳素庵,奉生者勘,频年积弱,营气二亏,脉按弦动搏指,阴虚阳浮,怔忡惊悸,舌质尚少华色,拟用劳者温之、虚则补之,比如春风和煦万象更新矣。附方希正。

方药 潞党参 8 g　杭白芍 8 g　生龙齿(生打,先煎)8 g　生地黄 12 g　黄芪(盐水炒)6 g　熟枣仁 8 g　当归 8 g　炙甘草 3 g　夜交藤 11 g　桂圆肉 4 颗

验案九

右

血少气浮,怔忡惊悸,头目晕眩,交睫不安,两眼羞涩不甚了了,病属肝肾俱虚,应拟乙癸同治。

方药 生地黄 15 g　云茯苓 8 g　潼蒺藜 8 g　全当归 6 g　熟枣仁 8 g　谷精草 6 g　甘杞子 4 g　石决明(先煎)15 g　苍龙齿(生打,先煎)6 g　建泽泻 6 g　陈山萸肉 6 g　霜桑叶 2 扎

验案十

右　11 月 25 日

心阳郁遏,身躯时寒,胸次动跃,水克火也,火不宣明,故两目昏暗,金被火刑,肺失治节,病属心肺二经。火病则失其烛物之明,金病则失其鉴物之用也。

方药 赤丹参 9 g　白蒺藜 9 g　川菖蒲 3 g　云茯苓 8 g　瓜蒌衣 6 g　生桑皮 6 g　仙半夏 4 g　甘菊花 6 g　蜜蒙花 6 g　枇杷叶(清炒)11 g　当归 6 g　桂枝 2 g

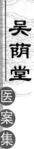

卒 中 风

验案一

蔡左

初诊：12月12日

体质丰肥，猝然昏晕，顿失知觉，运动失常，脉弦搏指，苔腻而黄，扬手掷足，面侧色绛如赭，此即内经所谓气血并走于上，发为大巅厥者是也。症颇棘手，先拟泄降以开痰滞。附方希正。

方药 生石决明(生打，先煎)24 g 天竺黄6 g 玄明粉6 g 生龙齿(先煎)11 g 京竹茹6 g 陈胆星3 g 生牡蛎(先煎)24 g 川菖蒲3 g 怀牛膝11 g 礞石滚痰丸(布包入)12 g

二诊：12月29日

头痛已蠲，肝阳渐敛，痰火已有下行之势，惟体胖气虚，最易生痰动火，蕴隆虫虫，实为厉阶，泄降而理痰湿。

方药 瓜蒌仁15 g 生蛤壳15 g 炒莱菔子(杵)15 g 郁李仁8 g 菊花6 g 杏仁8 g 炒黄芩6 g 翔花粉8 g 川雅连3 g 竹茹4 g 炒枳壳4 g

【注】蕴隆虫虫：灼热貌，《诗经·大雅·云汉》记载："旱既大甚，蕴隆虫虫。"

厉阶：祸端、祸患的来由。

三诊：1月1日

痰火未清，舌犹滑腻，醒时尚欲思饮，脉弦动劲，唾沫甚多，幸得大府时行，肝阳稍纵未减也，守服泄降，未可更张。

方药 石决明(先煎)24 g 京竹茹6 g 炒黄芩6 g 生蛤壳12 g 炒枳壳4 g 连翘8 g 瓜蒌仁12 g 天竺黄4 g 光杏仁8 g 芦根12 g 生薏仁12 g 枇杷叶露代水煎药

四诊：1月7日

体丰脉弦，面赤苔腻，种种皆肝阳痰热为病，火气射肺故作呛，痰热上升则头晕也,泄降是议。

方药 黛蛤散(布包)12g 川菖蒲3g 石决明(先煎,打)24g 浮海石8g 竹茹(枳实2g同炒)6g 天竺黄4g 炒黄芩6g 瓜蒌仁12g 泽泻6g 陈胆星(另化冲服)3g 枇杷叶(清炒)9g

验案二

左

肾水素亏,当秋燥之后,金气退舍,木不受制,肝风又动,晕眩不省人事,左肢战抖,舌掉不灵,仍守原意参以息风之剂。

方药 生地黄18g 石决明18g 九节菖蒲3g 陈山萸肉6g 淮山药6g 制南星6g 滁菊花6g 枳实6g 双钩藤6g 制首乌6g 指迷茯苓丸(开水吞)9g

验案三

胡左 9月18日

肝阳陡升,痰火郁冒,遂失其知觉运动之常,已发数次,脉弦而动,舌根凝黄,拟以介属潜阳,而参开痰泄降。

方药 石决明(生打,先煎)24g 制南星6g 钩藤8g 生龙齿(先煎)11g 川菖蒲3g 生蛤壳(打,先煎)15g 京竹茹6g 巨橘络3g 元明粉4g 礞石滚痰丸(布包入)11g

【注】介属:介类。

验案四

右 9月25日

肝阳挟痰热上升,失其知觉,经络麻痹,脉左弦动而右滑数,舌质少苔,拟养阴潜阳,而兼开痰泄降。

方药 生地黄15g 生龙齿(打,先煎)9g 巨橘络8g 石决明(先煎)24g 川楝子6g 浙贝母8g 生石斛8g 京竹茹6g 祥花粉6g 生蛤壳12g 川菖蒲3g 黄射干3g 元明粉4g 礞石滚痰丸(布包)8g

验案五

陈左　9月30日

去秋巅厥数次，今秋夙恙复萌，名曰时发，由金水虚而肝阳莫制也，脉左弦动，推之不挠，拟以清滋而参介摄。

方药　大生地黄（磁石3g打入）15g　白滁菊6g　石决明（生打，先煎）18g　北沙参8g　淳山萸肉8g　大白芍8g　天麦门冬各6g　霜桑叶9g　泽泻6g　淮山药8g　双钩藤8g　生龙齿（先煎）8g　代赭石（生打，先煎）11g

验案六

右　9月27日

肝不涵敛，内风鼓动，有时牙关紧闭，即失其知觉运动之常，四肢麻痹者。阳明之脉，不能束筋骨而利机关也，踵以原意。

方药　人参须6g　云茯神8g　生石斛8g　生地黄12g　豨莶草8g　麦冬6g　陈山萸肉8g　忍冬藤8g　生龙齿（先煎）8g　代赭石（先煎）15g

验案七

叶左

眼白殷红，肝阳未戢，耳听蝉鸣不聪，头旋晕眩。此类中之渐也，根植已深，以泄肝镇摄为议。

方药　生石决明（先煎）15g　大生地黄15g　紫贝齿（先煎）8g　甘杞子4g　灵磁石（先煎）8g　代赭石（先煎）11g　山萸肉8g　川菖蒲3g　露半夏6g　旋覆梗6g

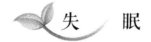

失　眠

验案一

叶右

初诊：12月3日

气阴二伤，木失涵敛，面热自汗，交睫不多，胃呆脘痛，怔忡惊悸，脉络不舒，头旋晕眩，脉弦苔黄，肝阳恣肆，拟予潜摄以觇动静。

方药　玳瑁片（生打）6g　生石斛6g　青龙齿（打，先煎）8g　珍珠母（生打，先煎）15g　怀牛膝8g　熟枣仁8g　淮山药8g　生牡蛎（打，先煎）15g　淮小麦11g　甘杞子6g　代赭石（生打，先煎）11g　当归6g　陈山萸肉8g

二诊：12月11日

木气不和，横侮中土，胃呆纳食尚俭，嗳逆频冲，头旋晕眩，耳气鸣响，当脘作闷，胃不和者卧不安，交睫欠稳，诸气不调，改拟震坤二和，参以斡运水谷。

方药　白术（枳实2g同炒）6g　沉香曲（布包）6g　枯木香3g　云茯苓8g　石菖蒲3g　樟梨子4g　制半夏6g　远志4g　木莲果6g　新会皮6g　厚朴花4g　阳春砂（杵，后入）3粒　香谷芽11g

【注】震坤二和：震属木，坤属土。肝脾（胃）二和。

验案二

右　12月1日

肝木不疏，失其条达，交睫恍惚不宁，大府或结或否，苔黄口苦，脉弦不驯，木火有余，胃纳不展，拟以泄肝和胃，胃和则卧自安。

方药　生蛤壳15g　川菖蒲3g　沉香曲（布包）6g　丹皮6g　陈枳壳4g　木莲果（剪碎入）6g　路路通（去刺）3枚　仙半夏6g　淮小麦8g

验案三

邵左　11月27日

略吐灰痰,脉形弦滑,气火由左而升,魂梦纷扰,交睫不得安稳,舌苔白滑,不无痰留羁况,疑病在痰,古有明训,窃师其意,以为参酌。

方药 制南星11g 沉香曲(布包)8g 川贝母6g 云茯苓15g 橘络4g 川郁金6g 川菖蒲3g 仙半夏6g 冬葵子8g 指迷茯苓丸11g

验案四

夏左

阴不能和阳,每言伤气,阳则易升,头痛而晕,交睫不稳,连受滋阴潜降,惊惕已蠲,真阴未复,介摄以踵原步。

方药 生地黄15g 淮山药8g 山萸肉8g 黑驴胶(另炖,冲服)8g 冬青子8g 生白芍8g 夜交藤11g 建泽泻6g 龙齿(生打,先煎)8g 北沙参8g 潼蒺藜8g 云茯神8g

验案五

詹左

昨进补中参运,泛呕略稀,头仍作晕,入夜尚不能熟睡,怔忡心跳,气火不宁,脉按小弱,拟以两和气液。

方药 黄芪(盐水炒)6g 生白芍8g 川菖蒲3g 北沙参6g 熟枣仁8g 开麦冬6g 甘杞子8g 京竹茹4g 生龙齿(打,先煎)8g 云茯神8g 建泽泻6g 远志肉3g

验案六

右

肝阳衰弱,交睫不多,营血素亏,而大络不能充满小络,以致骨节疼痛,根植已久,踵意略有变更。

方药 制首乌11g 细桂枝2g 新会皮6g 当归8g 枣仁8g 川楝子6g 杭白芍8g 枯木香3g 沉香曲(布包)6g 赤丹参8g 远志3g 乌药3g 阳春砂(杵,后入)3粒

验案七

金左

阴气渐充,阳浮易敛,入夜交睫亦稳,稍有头晕,耳听尚聪。阴阳似有和翕之机,能再益以静摄之功,自当更上一层楼矣。

方药 生地黄 18 g 野料豆 11 g 白百合 11 g 北沙参 8 g 枣仁 8 g 泽泻 6 g 茯神 8 g 潼蒺藜 8 g 淮山药 8 g 女贞子 11 g 杜仲 8 g 扁金石斛 8 g 浙贝母 8 g 路路通 3 枚

验案八

右

屡吐伤胃,胃不和者卧不安,交睫时少,舌降无苔,积弱之体病魔缠久。非偏寒偏热可治,甘温和胃为议。

方药 纹元党参 8 g 熟枣仁 9 g 川断肉 8 g 当归 8 g 炒白芍 8 g 樟梨子 6 g 抱茯神 8 g 麦冬 6 g 木莲果 6 g 元支金石斛 6 g 炒谷芽 12 g

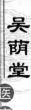

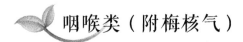

咽喉类（附梅核气）

验案一

右

初诊：9月22日

少阴之脉循喉咙，而肝阳挟冲火上撑于咽，胸脘嘈杂，入夜尤胀痛不甚，脉弦搏指，而左部关尺不驯，舌苔中黄，大府甚结，拟理痰热而兼泄降。

方药　瓜蒌实15g　冬瓜仁9g　紫马勃3g　京竹茹（玫瑰花2朵同炒）4g　炒枳壳6g　通草3g　祥花粉8g　黄射干3g　炒黄芩6g　当归龙荟丸（吞）8g

二诊：9月25日

肺司周身之气，下游壅塞，则气火上升，胸膺会厌，皆窒塞不畅，脉按沉实，大府不行，仍守前剂而稍大其制。

方药　炒黄芩6g　天花粉6g　浙贝母8g　射干3g　郁李仁肉8g　黑玄参9g　炒枳壳4g　梗通草3g　赤小豆8g　开连翘8g　当归龙荟丸（吞）9g

三诊：9月27日

连受泄降，大府已行，咽痛亦减。惟腹筩胀膨，时作时止，喉咽不舒，究属湿火逗留为患，踵意略为增损可也。

方药　川楝子8g　浙贝母9g　牛蒡子（打）8g　枳壳4g　连翘8g　川朴4g　梗通草3g　金银花6g　赤小豆9g　新会皮6g　路路通3枚　金丝重楼6g

验案二

郑左　1月19日

少阴之脉循喉咙，阴虚火郁，灼肺作咳，声音不扬，咽喉干燥，帝丁垂长，每日寅卯时，咳嗽尤甚，间有盗汗，脉形频数，舌中绛边黄，拟泄火解郁，利喉涤饮。

方药　鲜石斛8g　蒸百部3g　黄射干3g　焦栀壳6g　浙贝母6g
生蛤壳15g　川郁金4g　紫马勃3g　穞豆衣8g　当归龙荟丸(布包)8g

验案三

李左

阴阳相结语之喉,喉咽不利,肺胃气上逆也,逆则作咳,失其右降之常,脉弦而濡,拟以平肝养胃肃肺。

方药　生蛤壳15g　云茯苓8g　生薏仁12g　露半夏6g　橘红络各4g　射干3g　玉蝴蝶2g　玉苏子4g　生石斛8g　生桑皮6g　枇杷叶(清炒)11g

【注】右降:肝与脾开于左,胃与肺降于右,所以有左开右降之说。

验案四

操左　1月11日

气火酿痰,淹留已久,壅塞于会厌之间,不易咯吐。近因气暴冷,内火郁遏,喉咽刺痛,脉弦苔黄,治以宣解清降。

方药　牛蒡子(打)9g　苦杏仁8g　白通草2g　浙贝母8g　瓜蒌衣6g　马勃4g　黄射干3g　京竹茹6g　炒枳壳3g　大洋果2枚

【注】大洋果:胖大海。

验案五

方左

阴虚于下,阳气上浮,咳逆息急,固属老年阴虚常态。但喉痛偏右,舌苔腻黄,际此夏间,火土司令,气燥水干,延久殊非泰境,脉弦缓滑,湿火生痰,先以渗利泄降。

方药　建泽泻6g　金丝重楼4g　紫马勃4g　更衣丸6g　射干3g　江枳壳4g　鲜石斛8g　乌玄参11g　杏仁8g　焦栀皮6g

验案六

右　1月3日

来邪已退，里热未清，苔黄喉咽刺痛，大府已解一次，脉象重按尤弦，踵意再参清火。

方药 牛蒡子(打)9g 泽泻6g 枳壳4g 炒黄芩6g 杏仁8g 瓜蒌仁(打)12g 黄射干3g 焦栀子6g 浙贝母8g 路路通4枚 通草3g

验案七

右

偶感风寒，误投滋补，譬如为油入麩，势莫出邪，已收入肺管，声不能宣，遂成音哑，喉咽刺痛，倏寒倏热，拟以宣解利肺。

方药 牛蒡子(打)11g 信前胡6g 瓜蒌衣6g 大贝母8g 细辛3g 马兜铃4g 杏仁泥8g 黄射干3g 通草3g 白前、白薇各3g 橘红络各4g 紫马勃3g

验案八

封左

湿火郁遏，上中气阻不畅，前经喉咽刺痛，延今声尤未扬，屡投凉降，使湿邪纠缠，未易扫解，脘痛腹膨，宣解疏瀹为治。

方药 杏仁泥8g 女贞子9g 炒枳壳4g 川菖蒲3g 赤小豆9g 带皮茯苓12g 黄射干3g 泽泻6g 路路通5枚 大腹绒6g

验案九

王左 9月24日

阴虚已久，当秋燥之令，间有咳嗽，脉弦而濡，舌质微绛，咽喉刺痛，木火循少阴之脉，而上灼于咽也，拟以清金养胃。

方药 紫菀(水炙)3g 泽泻6g 紫马勃3g 鲜生地黄8g 甜杏仁8g 白通草3g 黄射干3g 巨胜子8g 旋覆花(布包)6g 鲜石斛8g

验案十

夏左

阴虚之体,气逆火升,中府云门时觉满闷众畅,连受泄降数剂,喉咽已利,耳气未清,清泄以踵原步。

方药 北沙参8g 云茯神8g 京竹茹4g 开麦冬6g 仙半夏4g 枳壳3g 生地黄11g 川菖蒲3g 灵磁石(先煎)8g 生石斛8g 枇杷叶(清炒)11g

验案十一

左 1月17日

阳明蕴热,向有肠红,近因一阳之后,严寒外束,内热不宣,迫逼于肺,咳呛气闷,喉咽不利,脉左弦右滑,拟以泄降肺胃。

方药 鼠粘子(打)9g 瓜蒌壳6g 生蛤壳12g 浙贝母8g 刺蒺藜8g 炒黄芩6g 射干3g 京竹茹4g 山豆根4g

【注】鼠粘子:大力子,亦即牛蒡子。

附:梅核气

邵左

痰黏会厌,吞吐不清,肺气被热痰所阻,失其右降之常,迫逼于咽,名曰"梅核气",豁痰清火消息之。

方药 黛蛤散12g 茯苓8g 京竹茹(玫瑰花2朵同炒)4g 浮海石8g 瓜蒌霜3g 冬瓜仁8g 鹅管石8g 橘红络各4g 生薏仁11g 旋覆梗8g 露半夏6g

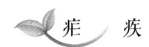 疟 疾

验案一

曹左

午后寒热，间日而来，寒轻热重，脉形弦滑，名曰"痰疟"，症已步入少阳，法当从乎和解，前哲云："无痰不成疟，疟脉自弦"。窃师其意。

方药 姜半夏8g 杏仁泥8g 田茶8g 柴胡6g 黄芩6g 青皮6g 浙贝母8g 赤茯苓11g 花槟榔4g 炙鳖甲12g 红枣3枚 煨草果8g

验案二

右

气火熏灼，清肃不行，频欲作嗽，甚则泛呕，身热淹留，曾经疟后，舌质无苔，拟以清金养胃。

方药 南沙参8g 青蒿梗4g 冬青子8g 霜桑叶11g 姜半夏4g 广橘红4g 稽豆衣8g 甘菊花6g 茯苓6g 生桑皮8g 地骨皮11g 生石斛8g 生谷芽11g

验案三

罗左

甫经疟后，肝胆气焰未清，苔黄口渴，小腹作胀，腰膝跰踹酸软，作强不强，病之由来渐矣。拟清肝益肾参以理湿。

方药 甘杞子4g 野料豆11g 生地黄15g 生白芍8g 冬青子11g 黄柏6g 制首乌11g 扁金石斛8g 宣木瓜6g 车前子11g 川牛膝8g 建泽泻8g

验案四

项左

疟后气虚,旋发旋愈,热重寒轻,夜不交睫,自汗浃体,舌质少苔,头旋晕眩,近日胃尚未健,脉形濡弦,以六君补中益气裁化。

方药 纹元党参8g 毛柴胡6g 制首乌11g 生黄芪6g 抱茯神8g 熟枣仁8g 蒸白术6g 新会皮4g 威灵仙4g 淮小麦11g 北秫米8g 红枣3枚 生姜3片

验案五

汪左

骤经截疟,脘腹不舒,苔亦黄白腻露,纳谷减少,脉沉而弦,无痰不成疟,疟后总当治痰调气也。

方药 制半夏8g 佩兰叶6g 紫川朴6g 茯苓11g 福建神曲12g 建泽泻6g 广陈皮6g 茅苍术4g 花槟榔4g 阳春砂(杵,后入)3粒 大腹皮(洗入)6g

验案六

江左

脉按弦濡而滑,赋禀不强,近日少阳一症,连受柴胡和解,虚热已轻,大致颇见效顺,拟再授以养正蠲痰,则疟邪自当退避三舍矣。

方药 南北沙参各8g 广陈皮4g 杭白芍6g 云茯神8g 炙鳖甲11g 川贝母3g 生桑皮6g 黄芪(清炒)6g 建泽泻6g 苦杏仁8g 枇杷叶(清炒)9g 仙夏4g

验案七

程左

少阳已罢,寒退而热未清,左胁胀楚彻背,苔色黄腻,溲赤脉弦,内热留伏,失其枢转,疏降以遵前例。

方药 苏薄荷3g 建泽泻6g 车前子9g 杏仁8g 青蒿6g 炙鳖甲9g 白蒺藜(去刺)8g 焦栀皮6g 淮木通3g 甘菊花6g 六一散(方通2张包煎)12g 瓜蒌壳6g

验案八

徐左　11月29日

截疟太早,痰湿未清,频作咳嗽,右卧尤甚,脉象弦滑,舌苔微黄,拟以泄降,防其动络。

方药　瓜蒌实6g　生蛤壳15g　橘红络各4g　杏仁8g　浮海石8g　仙半夏6g　祥花粉6g　云茯苓8g　生薏仁12g　冬青子8g　旋覆花(布包)8g

疟　母

右

痃聚偏右,起伏窜痛,胃弱嗳逆频冲,纳食步减,脉濡而迟,舌质淡白少华,望六高年,殊非坦境,姑从疟母论治。

方药　丝瓜络4g　炙鳖甲8g　当归6g　青皮3g　老蓬术3g　法内金6g　樟梨子4g　杭白芍8g　乌药4g　川楝子6g　肉桂心2g　丹溪小温中丸(布包)8g　沉香曲(布包)6g

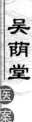

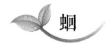 蛔

验案一

右

肠胃蕴热,致蛔不安其宫,随吐而出,腹部瘕聚窜痛,舌苔前半薄黄,根部甚腻,大府不行,脉按沉实,拟以通府安蛔泄热。

方药 番泻叶6g 花椒3g 元明粉3g 黄芩6g 白雷丸4g 尖槟榔4g 甘漆4g 紫川朴4g 使君子5颗 川雅连2g 姜夏6g

【注】甘漆:盛漆器具底留下的漆渣,具有破瘀通络、消积杀虫的功效。

验案二

宋左

湿热壅于胃口,纳食作胀,甚则吐蛔,吞酸嗳腐,舌质红滑,腹中胀痛,起伏无常,前哲云"诸痛吐蛔责于热"。苦辛泄降参以安蛔治之。

方药 老吴茱萸2g 川花椒3g 鹤虱4g 姜夏6g 甘漆4g 使君子肉4颗 金铃子6g 赤茯苓8g 鸡心槟榔4g 雷丸4g 炒麦芽8g

验案三

张左(童)

肝风头晕,蛔热上升,舌质红绛无苔,雅年气阴不足,脉弦而软,清热以息肝风。列方如下。

方药 钩藤6g 川楝子4g 尖槟榔3g 生白芍6g 使君子肉4颗 川连2g 云茯苓6g 僵蚕6g 建泽泻4g 杏仁泥6g 前胡4g

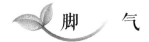

脚　气

验案一

左　12月12日

腹笥膨享,脐平囊肿,前曾足肿而起,由下犯上,症颇可虑,脉沉而小,舌淡少荣,胃虽思纳,食之则作胀,甚则呕泛清涎,元阳式微,已非泰境,先以执中运旁。

方药　枳实丸(布包)8g　淡吴茱萸2g　云茯苓8g　法鸡金6g　炮姜3g　沉香曲(布包)6g　半夏曲6g　枯木香4g　阳春砂(杵,后入)3粒　香谷芽12g　通草3g　路路通(去刺)4枚

【注】式微:指事物由兴盛而衰落或衰微、衰败。

验案二

右

两足肿满,猱升上干腰腹,天气不降,地气升腾,满腹膨脬,遂成天地否象,纳谷步减,胃不和者卧不安,拟以疏浚以利肺气。

方药　蒸女贞子8g　路路通4颗　苦杏仁8g　法鸡金6g　橘红络各4g　带皮茯苓15g　生桑皮8g　紫川朴6g　赤豆肉11g　大腹绒6g　炒菜菔子(杵)15g　苏子4g　丹溪小温中丸11g

【注】猱升:轻捷地攀升。

膨脬:腹部膨大貌。

丹溪小温中丸由:由苍术、川芎、香附、神曲、针砂组成。

验案三

潘左　12月3日

色欲伤肾,根蒂之损,腹胀跗肿是其明验,上则咳呛,下则便泻,上下过中,症非浅显,病久根深恐生他变。

方药　白术(枳实2g同炒)6g　新会皮6g　肉苁蓉4g　石莲肉11g

生桑皮6g　炮姜2g　炒谷芽15g　宣木瓜6g　枯木香3g　女贞子9g　路路通(去刺)3枚　海金沙(布包)6g

验案四

董左　11月30日

向有痰饮,气机不利,误啖生冷,腹胀尤甚,胸脘作闭,睡卧不宁,面浮跗肿,寒洒热蒸,二府俱闭,肺气壅遏,宣表达壅疏浚是议。

方药　生麻黄3g　葶苈子4g　李仁肉11g　杏仁11g　川菖蒲3g　海金沙11g　带皮茯苓15g　瓜蒌实15g　路路通(去刺)4枚　大腹皮4g　冬葵子8g　枳壳4g　北细辛3g

验案五

右

脚气上冲攻腹,支撑作痛,甚则欲呕,汗出溅溅,脉濡弦软,阳明不能束筋骨,而利机关,养胃泄肝是议。

方药　宣木瓜6g　法薏苡仁12g　金铃子8g　生白芍8g　京竹茹4g　泽泻6g　豨莶草8g　川牛膝6g　姜半夏8g　赤茯苓9g　丝瓜络6g　橘红络各4g　茅草根8g　吴茱萸3g

验案六

徐左

囊肿已退,腰胀稍舒,脚气浮肿尤甚,肺失右降,咳呛乏痰,气机未顺,踵意以为增减。

方药　生蛤壳15g　生桑皮6g　杏仁8g　宣木瓜4g　带皮茯苓12g　浙贝母8g　橘红络各4g　仙半夏6g　大腹皮6g　路路通4颗　旋覆梗8g　枇杷叶(清炒)9g

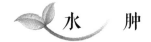

水　肿

验案一

杨右

初诊：9 月 28 日

作强不强，足跗浮肿，渐渐猱升至腰膝，根植颇深，虚人当以治肾为主，余症亦兼顾之。

方药　淫羊藿 6 g　破故纸(胡桃 2 枚同打)8 g　潞党参 8 g　狗脊 8 g　巴戟肉 6 g　炙黄芪 6 g　白当归 8 g　川牛膝 6 g　淡附片 2 g　金匮肾气丸(布包)12 g

二诊：9 月 30 日

前拟强肾荣筋，跗肿略退，跖踹制痛亦舒，惟气力疲怯，少腹尚不甚松邑，大抵肝肾尚虚，乙癸犹未调洽也，踵以原步。

方药　当归 8 g　云茯神 8 g　鸡血藤 8 g　潼蒺藜 8 g　炙黄芪 6 g　川牛膝 6 g　潞党参 8 g　豨莶草 8 g　甘杞子 4 g　川断肉 8 g　杜仲 8 g　炙桑葚 8 g

【注】邑：畅或旺盛。

验案二

右

一诊：肾阳不足，脾气又虚，肌浮跗肿尤甚，或崩或带，病之由来者久矣，拟益脾气而壮肾阳。

方药　党参 6 g　熟地炭 9 g　炒山萸肉 6 g　附片 2 g　乌药 3 g　真川膝 6 g　焦白术 6 g　带皮茯苓 9 g　淫羊藿 6 g　金狗脊 9 g　肉桂心 2 g(饭丸，另吞)

二诊：血统于脾，脾气不足则血脉下陷，是以为崩，久则为漏，古人治漏，必治中州良有以也，兹仿之。

方药　大熟地黄(煨透)24 g　炒枣仁 6 g　菟丝饼 6 g　安桂心(分 2 次

放入)2g　附片4g　紫石英(先煎)6g　破故纸6g　焦白术6g　淫羊藿6g　阳春砂(杵,后入)3粒　陈山萸肉6g　潞党参9g

验案三

董左　12月9日

天一生水,肺为水之母,肾即水之所蓄也,肺肾二病,水气不行,气不能以行水,水即足以病气,全躯浮肿,痰饮弥漫,拟以蠲饮六神,参以导水行气。

方药　半夏曲6g　生桑皮6g　广陈皮6g　带皮茯苓8g　大腹绒6g　通草3g　川菖蒲3g　宣木瓜6g　路路通(去刺)4枚　杏仁8g　海金沙6g　干姜2g

验案四

右

肾为水所归宿之区,肝阳激动,则水气泛滥,肌黄浮肿,大便常溏,连受清潜数剂,气逆较平,大府亦稍之转实,肿势已瘪,药病颇投,踵意略为出入。

方药　生蛤壳15g　全当归6g　生厚牡蛎(先煎)15g　带皮茯苓15g　杭白芍8g　北沙参8g　生石斛8g　旋覆梗8g　川楝子6g　京竹茹4g　九孔子4颗　橘络3g　宣木瓜6g

验案五

孙左　1月12日

风伤于肺,咳嗽不舒,遍身浮肿。夫肺主一身之气,气之所至,水亦至焉,是故欲治肿,必先行水,行水又必先理气。

方药　生麻黄3g　秦艽6g　宣木瓜6g　细辛2g　带皮茯苓12g　海金砂8g　苦杏仁8g　商陆8g　浙贝母8g　路路通(去刺)4颗

验案六

右

苔白腻露,气喘痰稀,而肌肤隐隐浮肿,脉象短涩,责在肝胃二经失治,则延为劳怯矣,拟调肝气撤饮邪。

方药 干姜 2 g　连皮茯苓 9 g　郁李仁 9 g　苏子 5 g　商陆 5 g　葶苈子(红枣打入 3 颗)5 g　制川朴 6 g　五味子 1 g　杏仁泥 9 g　冬葵子 5 g　牙皂 2 g　露半夏 5 g　大腹皮 5 g

验案七

陈左

浮肿起伏,气机不宣,胃呆食减,感受风寒尤甚,苔白腻露,脉弦而浮,拟以祛邪理气。

方药 羌活、独活各 4 g　带皮茯苓 12 g　炒六曲 12 g　佩兰叶 6 g　牛蒡子(打)9 g　大腹皮(洗)6 g　杏仁 9 g　荆芥穗 6 g　川朴 4 g　通丝草 3 g　路路通(去刺)4 枚

验案八

黄左(童)

曾经疟后,痰饮弥漫,肺失治节,遍身浮肿,咳嗽胸闷,痰多间有寒热,大府未行,小溲赤涩,拟以开鬼门洁净府。

方药 北细辛 2 g　玉苏子 4 g　大腹皮 6 g　杏仁 11 g　带皮茯苓 15 g　炒菜菔子(杵)12 g　清防风 6 g　正川贝 3 g　瓜蒌仁 12 g　梗通草 3 g　商陆 6 g　路路通 4 颗

验案九

陈左　1 月 12 日

浮肿起伏,气机不宣,胃呆食减,感受风寒尤甚,苔白腻露,脉弦而浮,拟以祛邪理气。

方药 羌活、独活各 4 g　带皮茯苓 12 g　炒香神 12 g　佩兰叶 6 g　牛蒡子(打)9 g　大腹绒(洗)6 g　杏仁 9 g　荆芥穗 6 g　川朴 4 g　通草 3 g　路路通(去刺)4 枚

验案十

王左　11 月 26 日

肺气不降,咳呛乏痰,动则喘逼,失其治节,气行水行,气病水病,肌肤浮肿,气闭尤甚,舌红少苔,拟以宣降。

方药 生蛤壳15g 带皮茯苓15g 橘红络各4g 瓜蒌皮6g 杏仁8g 玉苏子6g 京竹茹(枳壳2g同炒)6g 仙半夏6g 大腹皮6g 旋覆花(布包)6g 宣木瓜6g

验案十一

郭左 11月25日

湿气伤脾,食欲不展,清涎上泛,中寒之验,脉濡而迟,阳不运行,头身气浮,苔色黄薄,寒邪外束,宜疏其表。

方药 紫苏叶3g 佩兰叶6g 福建神曲11g 荆芥穗6g 制半夏6g 大腹绒6g 炒苍术6g 带皮苓15g 紫川朴4g 生薏仁11g 清防风6g 路路通(去刺)3枚

验案十二

盛左 11月25日

痰饮弥漫,经络痹楚,频作咳呛,痰不易吐,治节不行,水气外溢,肌肤浮肿,脉濡而缓,治以风湿,宣其经络。

方药 清防风6g 带皮茯苓15g 生薏仁15g 光杏仁9g 泽泻6g 宣木瓜6g 炒苏子4g 大腹皮6g 瓜蒌衣6g 汉防己6g 橘红络各4g 姜半夏8g 路路通4枚

验案十三

老僧 9月22日

酒客中虚,又经病久,肌浮黄萎,跗肿尤甚,纳谷素艰,中央生气已尠,脾肾俱虚,脉形弦小,前途恐非泰境也,气虚久嗽,土不生金亦须兼顾。

方药 纹元党参6g 北五味1g 化橘红4g 炒白术6g 黑炮姜2g 罂粟壳6g 巴戟肉8g 宣木瓜4g 黄芪(清炒)4g

【注】尠:《说文》释少也。

验案十四

叶左　9月26日

暑湿内伏,感受秋凉而发寒热,热重寒轻,苔黄而白,胸闷足跗浮肿,夜不安寐,脉弦口渴无汗,拟以宣解而兼渗湿。

方药　淡豆豉8g　生薏仁15g　青蒿6g　焦栀子6g　连翘壳8g　宣木瓜6g　白蒺藜9g　滑石(通方2张包入)15g　带皮茯苓11g　煨草果4g　路路通(去刺)5枚　炙鳖甲15g

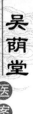

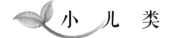 小 儿 类

验案一

童子

初诊：12月6日

雅阳不足，脾虚失于健运，恣食生冷，聚气成瘕，或起或伏，脉濡而弱，舌质少苔，拟以和中而参消瘕调气。

方药 炒白术4g 新会皮4g 川楝子4g 黑炮姜2g 老吴茱萸2g 云茯苓6g 台乌药3g 炒小茴香3g 法鸡金6g 炙干蟾4g 麦谷芽各8g

二诊：12月9日

瘕聚气伏，漉漉肠鸣，近日则胃纳稍减，脉形弦濡，雅阳不足，仍守原议，参以养胃调气。

方药 金铃子6g 新会皮4g 炙干蟾4g 云茯苓6g 炒乌药3g 炒谷芽8g 枯木香3g 紫川朴4g 阳春砂(杵,后入)3粒 法鸡金6g 鸡心槟榔4g 蓬莪术3g

验案二

幼童

初诊：12月2日

曾经麻后，火郁于肺，凝痰聚饮，逼迫作嗽，气促不舒，甚则呕吐，身热淹缠，痰火之咎，清火泄痰以和肝肺。

方药 川贝母3g 生蛤壳6g 广橘红3g 浮海石6g 竹茹3g 仙半夏4g 射干3g 云茯苓4g 炒黄芩4g 旋覆花(布包)4g 地骨皮6g

二诊：12月11日

脉不弦数，风热已退，惟稍有咳嗽，甚则略见微烘，此小儿赋禀不强，且兼日久，是以不能肃清，踵意参以和胃。

方药 杏仁6g 地骨皮6g 旋覆花6g 银柴胡4g 南沙参6g 川贝母3g 生桑皮6g 紫菀4g 炙冬花6g 阳春砂(杵,后入)3粒 枇杷叶(清炒)11g 香谷芽11g

验案三

童子 12月12日

外感寒邪,内停宿食,阻气作痛,寒热不清,脉小弦紧,苔色黄腻,宜疏表邪而通里滞。

方药 毛柴胡4g 炒黄芩4g 赤茯苓6g 荆芥穗6g 炒枳壳3g 焦建曲11g 苦杏仁8g 薄荷3g 炒莱菔子(杵)11g 使君子5枚 川楝子4g 焦楂肉11g 万应锭5颗

【注】万应锭:由胡黄连、熊胆粉、麝香、黄连、儿茶、香墨、牛胆汁、牛黄、冰片组成,具有清热解毒、镇惊的功效。

验案四

幼孩 12月10日

脉形细弱,眼白带蓝,食素廉俭,而大府常溏,舌少华色,四末常清,脾阳失其健运,肾之关闸失司,根值颇深,拟以补火生土。

方药 明党参(炒)8g 益智仁8g 菟丝饼6g 炒白术4g 石莲肉11g 赤石脂8g 炮姜炭3g 炒扁豆8g 炒淮山6g 新会皮4g 煨荷蒂1枚 法鸡金6g 四神丸(吞)6g

验案五

幼孩

身热灼手,脉形动数不驯,舌苔黄燥,腹痛拒按,大府不行,此由蛔食阻窒,中焦阳明蕴热,症难轻视。

方药 炒黄芩4g 炒枳壳3g 瓜蒌仁8g 川楝子4g 青蒿4g 炒莱菔子(杵)11g 赤茯苓6g 雷丸4g 番泻叶6g 使君子4颗 六一散(鲜荷叶包入)8g

验案六

幼童　12月9日

食滞不多,大府已顺,稍有微热,脉数略减,惟肺气未平,频作咳嗽,甚则身热加重,以致清肃不行,气逆则热亦逆也,原步加减。

方药　生桑皮6g　旋覆花(布包)6g　地骨皮6g　杏仁8g　百部3g　泽泻4g　象贝母6g　紫菀4g　陈枳壳3g　枇杷叶(清炒)9g　玉苏子3g

验案七

幼童　9月29日

小儿脾胃皆虚,不思食,食亦不运,四末常清,有时腹痛,脉形迟弱,舌质光淡,以六君子汤裁化。

方药　炒纹党参6g　云茯苓6g　使君肉4枚　焦白术6g　广陈皮4g　老吴茱萸2g　炮姜2g　炒薏仁9g　枯木香3g　当归4g　福建神曲11g　桂枝尖2g

验案八

江左(童)

膀胱风热已久,交晚二眼不舒,胃弱食减,大便常溏,脉弦苔滑,拟息风而清络热。

方药　明天麻3g　甘菊花4g　石莲肉8g　僵蚕3g　霜桑叶8g　生扁豆8g　蝉衣2g　车前6g　姜夏3g　橘络2g　枇杷叶(清炒)8g

验案九

闺女

肺气不顺,咳嗽淹留,形质气营不足,举动乏力,脉濡而弦,舌质红润,偶感新邪稍甚,病属脾弱气虚,以六君加味裁化。

方药　云茯苓6g　仙半夏4g　新会皮3g　蒸白术4g　桂枝2g　当归6g　炒白芍6g　阳春砂(杵,后入)3粒　黄芪(盐水炒)6g　蒸白薇6g　枇杷叶(清炒)8g　红枣3枚

验案十

幼童 9 月 27 日

少阳已罢,雅阳尚亏,胃弱兼有蛔,腹痛肢清,脉弱苔起花点,拟以扶脾化湿调气。

方药 炒苍术 4 g 紫川朴 3 g 鸡心槟榔(打)3 g 炒青皮 3 g 吴茱萸 2 g 省头草 6 g 使君子肉 4 枚 香谷芽 12 g 枯木香 2 g

验案十一

陈孩童

舌质红滑,咳逆乏痰,午后热潮未退,形神清癯,呵欠频仍,头摇肢搐,内风未宁,脉弦动滑,似促非促,再拟豁痰清肺潜摄。

方药 京尖贝 3 g 广橘红 3 g 炙鳖甲 11 g 抱茯神(辰砂拌入)6 g 竹茹(枳壳 2 g 同炒)3 g 生桑皮 4 g 生白石英(先煎)8 g 金铃子 6 g 甜杏仁 6 g 地骨皮 6 g 玉竹 4 g 生远志肉 3 g 毛燕窝(布包煎)6 g

验案十二

幼儿 9 月 25 日

前经滞下,逗留未清,身热久羁不解,而便黄气秽,湿热尤多,未可便投堵塞,稍有咳嗽,亦即是胃热上冲所致,指纹紫脉,当以清解为要。

方药 生扁斛 8 g 天花粉 3 g 生薏仁 8 g 枯黄芩 3 g 瓜蒌衣 3 g 蔻壳(杵,后入)2 g 开连翘 4 g 白通草 1 g 京川贝 3 g 枇杷叶 8 g

验案十三

陈孩童

泣不出声,两眼无泪,肝阴干燥,肺气被刑,内风旋扰,冲激神经,睡则昏瞀,肢掣头摇,木不受制也,柔肝养阴清肺为议。

方药 生白芍 8 g 甘杞子 3 g 枹木茯神 8 g 大生地黄 11 g 当归 4 g 紫贝齿(先煎)8 g 陈山萸肉 6 g 苍龙齿(生打,先煎)6 g 制首乌 8 g 钩藤 6 g 玉竹 6 g 北条参 6 g 天麦门冬各 6 g 琼玉膏(另服)15 g

【注】琼玉膏：由人参、生地黄、白茯苓、白蜜组成。

验案十四

陈孩童

时序寒暄不匀，感受新邪，内袭于肺，咳呛气逆，痰不应声，发热夜央尤甚，脉浮弦搏，宣解息风为治。

方药 甘菊花 4g 川贝母 4g 蝉蜕 2g 生桑皮 6g 霜桑叶 8g 桔梗 4g 钩藤 8g 京竹茹 3g 杏仁 6g 稽豆衣 8g 煅牡蛎（先煎）11g 地骨皮 8g

验案十五

吴孩童

风温袭肺，外发皮毛，似痱非痱，交晚发热，咳嗽胸闷欠畅，脉弦苔白，疏解清肺利气。

方药 白蒺藜 8g 清防风 4g 生桑皮 4g 浙贝母 8g 白薜木 6g 通草 2g 苦杏仁 8g 牛蒡子 8g 炒苏子 3g

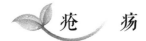

疮 疡

验案一

毛左

《黄帝内经》云："诸疮痛痒,皆属于心。"心火蒸郁,湿热淹留,疮经数月未愈,而舌质如恒,纳谷尚展,此皮毛之疾也,拟以清营达表为治。

方药 开连翘8g 牡丹皮6g 京赤芍8g 生地黄(川连2g同炒)12g 归尾6g 黄芩6g 白蒺藜8g 九孔子4颗 浙贝母8g 牛蒡子8g 梗通草3g 法穿山甲4g

验案二

吴左 12月8日

湿热逗留,经久不解,身发疥疮,小溲赤色,间有寒热,心烦不宁,《黄帝内经》云："诸疮痛痒,皆属于心。"拟泄心火而理脾湿。

方药 连翘壳8g 金银花6g 川黄连3g 清防风6g 陈枳壳3g 薄荷3g 浙贝母8g 川黄柏6g 车前子8g 牛蒡子8g 生甘草3g 地肤子8g 路路通(去刺)3枚

验案三

童左

皮毛者肺之合。风热外侵,湿邪内逗,曾有腹痛,脉弦而浮,舌质鲜绛,拟以风疹论治。

方药 白蒺藜8g 开连翘6g 黄连3g 赤小豆8g 大贝4g 升麻3g 焦栀子皮4g 云茯苓6g 梗通草3g 白鲜皮6g 薄荷3g 炒枳壳3g 大力子8g

验案四

章左

血中有火,瘙痒异常,每逢夏令必发,气虚而湿火升腾也,忌投腻补,拟清血热而渗湿邪。

方药 紫草茸4g 元参11g 黄芩6g 丹皮6g 牛蒡子8g 连翘8g 焦栀壳6g 浙贝8g 京赤芍6g 黄连3g 两宝花8g 九孔子5颗

【注】两宝花:即金银花。

验案五

章左

涌泉之穴,心脉所经。两足底板,浸淫痒痹腐溃,原属湿邪下行,已发两载,根荄芽萌,防以风漏底耳,拟方如左。

方药 生黄芪8g 红重楼8g 赤小豆11g 生地黄(川连2g同炒)15g 木瓜6g 女贞子11g 刺蒺藜11g 地肤子11g 仙遗粮8g 九孔子(炒去刺)4颗

【注】红重楼:别名蚤休、草河车、七叶枝花。

验案六

右

风湿逗留,初失宣解,郁于皮毛,其形如疥,瘙痒异常,血热内蕴,腹不作痛,宜从外解。

方药 紫贝浮萍4g 黑玄参8g 路路通4枚 白蒺藜11g 大贝母6g 泽泻6g 京赤芍6g 地肤子8g 白桔梗6g 大力子9g 杏仁泥8g 川黄柏6g 车前子9g

验案七

柳左

皮热蕴隆,心阳内炽,似疖非疖,曾发月余,脉按左胜于右,热积于营,蔓延上部,幸得寝食如恒,邪热尚浅,拟以清营热而养胃阴。

方药 白鲜皮6g 大贝母8g 路路通3枚 刺蒺藜11g 开连翘9g 银花6g 赤芍8g 红重楼6g 川黄连3g 地肤子8g 鲜石斛9g

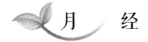 月 经

验案一

右

潮汐走前,临期腹痛,头晕心嘈如饥,甚则嗳逆,腰楚带下,此系肝肾同病也,拟以乙癸同治。

方药 生地黄12g 生白芍6g 赤丹参6g 云茯神9g 远志3g 乌贼骨11g 川断肉6g 淮山药8g 菟丝饼11g 潼蒺藜11g

验案二

右 11月26日

努力伤阳,阳虚邪凑,面颊发热,汗出溅溅,经停不行,瞬已三月,脉小而沉,气血二亏,腰痛带浊,八脉损伤,恐非磷梦,防其延久。

方药 生黄芪(防风2g同炒)8g 补骨脂8g 熟枣仁12g 大白芍8g 抱木茯神8g 川断肉8g 桂枝2g 淮小麦11g 厚杜仲8g 炒白术4g 菟丝饼8g 新会皮4g

验案三

右 1月19日

少腹为阴中之阴,寒气凝结,瘕聚攻冲窜痛,起伏无常,积累已久,脉小弦紧,舌淡少荣,适值汛期甫至,姑以理瘕调气。

方药 全当归6g 金铃子8g 安桂心(切片)2g 淡吴茱萸(川连2g同炒)2g 炒小茴2g 炒乌药4g 炒蓬术4g 橘核8g 元胡索6g 薪会皮6g 厚朴3g

验案四

右 12月5日

汛事先期,胸腹作痛,经来色褐,肝火内郁,气阻不舒,胁肋尤甚,水火相

战,肝肾之咎,宜调其经,泄肝理气。

方药 赤丹参8g 川郁金6g 赤芍药8g 牡丹皮6g 焦栀子6g 木莲果6g 生地黄15g 当归尾11g 川朴4g 紫石英(生打,先煎)11g 炒枳壳6g

验案五

右

肝阴亏涸,适值经行,淋沥拖延不清,头旋晕眩,咽喉刺痛,上腭干燥,火浮于肺,咳呛痰多,拟以泄降和其肝肺。

方药 生蛤壳11g 全当归6g 泽泻6g 野料豆9g 甘杞子6g 阿胶珠8g 云茯苓8g 生桑皮6g 巨胜子8g 车前子9g 枇杷叶(清炒)9g 刺蒺藜8g

验案六

右

一向汛汐先期,迄今沥滴不断,脉形弦小,腰脊疼痛,头痛而晕,肝阴虚涸已久,水液不充,症非轻渺,拟以二调气液。

方药 黄芪(盐水炒)6g 紫石英(先煎)12g 川续断8g 潞党参8g 抱茯神8g 菟丝饼8g 阿胶珠8g 潼蒺藜8g 煅龙骨(先煎)8g 煅牡蛎(先煎)15g 聚精丸8g

【注】聚精丸:鱼鳔、沙苑子组成。

验案七

右 1月3日

汛久未行,腹膨坚硬作痛,夜不交睫,纳食减少,清涎呕泛,脉小而弦,苔色白滑,拟疏降调奇,理冲和胃。

方药 制香附8g 老蓬术4g 炒小茴3g 乌药4g 沉香曲(布包)6g 制半夏8g 吴茱萸(川连2g同炒)2g 川厚朴4g 炒青皮(打)6g 川楝子6g 枳壳3g 大腹皮(洗入)6g

验案八

右　12月4日

肾虚有火,汛事先期,其色带褐,拖延不清,水火相战,腹痛频仍,脾运不健,木土相刑,平肝益肾,养血调经。

方药　炒白芍8g　阿胶珠8g　生地黄15g　紫丹参11g　牡丹皮6g　川断肉8g　云茯神8g　焦栀子6g　厚杜仲8g　艾叶4g　益母草8g

验案九

右　1月11日

营气不营,肝失涵养,经行或多或少,胃纳不佳,嘈杂顿闷,木气不安于内也,舌色少华,脉形弦软,先以和中止呕。

方药　桂枝2g　新会皮6g　当归6g　炒白芍8g　省头草6g　制半夏6g　阳春砂(杵后入)3粒　枯木香3g　炮姜2g　云茯苓8g　川朴4g

验案十

右　12月12日

汛事半载未行,腹不作痛,又无瘕聚等症相兼。心窝动跃不宁,脉形弦小,体质不强,营血衰弱,嗳声上逆,拟以养血调奇,兼疏肝降逆。

方药　赤丹参11g　芜蔚子9g　川厚朴4g　当归6g　枯木香3g　木莲果6g　川芎6g　川楝子6g　吴茱萸2g　制半夏6g　阳春砂(杵,后入)3粒

验案十一

右

月事先期,凝瘀色紫,腰脊酸坠,脐腹怕寒,脉按弦小而涩,肝阴内伤,胃纳不展。结婚六载,未得怀麟,拟以养营理奇调气。

方药　赤丹参11g　潼蒺藜8g　芜蔚子12g　当归8g　元胡索4g　丝瓜络6g(红花2g同炒)　炒白芍8g　金铃子6g　陈枳壳4g　川续断

8g　厚朴花3g　枯木香4g　乌药4g

验案十二

右　1月2日

汛事先期,腹笥作痛,两胁经脉皆掣楚,脉按弦紧搏指,木火有余,肝宜疏泄,适值经期甫至,姑以顺势利导。

方药　当归须8g　元胡索6g　橘络3g　赤芍8g　泽兰叶6g　玫瑰花2g　炒枳壳4g　老吴茱萸(川连2g同炒)2g　紫川朴4g　丝瓜络(红花2g同炒)6g　桃仁4g　川楝子6g

【注】腹笥:原意指学问丰富。此案中所指腹部之意。

验案十三

右　1月2日

汛多色紫,热蕴于营,肝风内动,头痛而晕,苔白而腻,内有痰饮,肢体麻痹,治以泄降。

方药　石决明(先煎)连翘壳8g　陈胆星3g　生蛤壳11g　甘菊花6g　菖蒲3g　泽泻8g　霜桑叶11g　京竹茹6g　露半夏6g　炒枳壳4g

验案十四

右

血为阴类,曾经崩漏,去血过多,阴虚阳扰,睡不宁贴,头目晕眩,腰脊酸楚,络脉不和,时或掣痛,强阴升固以踵前步。

方药　赤丹参8g　甘杞子4g　远志肉3g　当归8g　菟丝饼8g　紫贝齿(先煎)11g　大生地黄12g　云茯神8g　百合8g　紫石英(先煎)11g　熟枣仁8g　玉竹6g　桂圆肉4枚

【注】宁贴:指安宁平静。

验案十五

闺女　12月8日

阳明气衰,纳谷不盛,汁化日少,潮汐不来,脉形细弱,舌绛少苔,此二气俱

144

虚,根植深久,治颇有风消息贲之虑。

方药 全当归 8 g 云茯神 8 g 冬青子 8 g 赤丹参 9 g 小麦 11 g 生地黄(砂仁 3 g 打)15 g 川郁金 6 g 稆豆衣 8 g 牡丹皮 6 g 枸杞子 4 g 怀牛膝 8 g

【注】风消息贲:《内经·阴阳别论》言:"二阳病发心脾,有不得隐曲,女子不月,其传为风消,其传为息贲,死不治。"指情志郁结而体瘦削的一种症候。风消,《张氏医通》说"风消者,发热消瘦。"马氏注:血枯气郁而热生,热及则生风,而肌肉自尔消烁矣,故为之风消。息贲,《难经·五十六难》载:"肺之积,名曰息贲,在右胁下,覆大如杯,久不已,令人洒淅寒热,喘咳发,肺壅。"

验案十六

右 12 月 6 日

潮汐参差,腰楚带下,肝肾之损,胃纳亦减,脉小而弦,久未孕育,养血调奇,还须守服。

方药 赤丹参 11 g 潼蒺藜 8 g 川断肉 8 g 当归 8 g 云茯神 8 g 厚杜仲 8 g 炒白芍 8 g 生地黄 15 g 补骨脂 8 g 益母草 8 g 佛手柑 3 g

验案十七

右

汐汛先期,腹膨不畅,按脉两关不调,木火内动,苔色黄薄,古人本有先期为热一说,拟息肝阳以调剂之。

方药 生地黄 12 g 当归 8 g 云茯神 9 g 枸杞 6 g 潼蒺藜 8 g 蒸白术 6 g 生蛤壳 11 g 车前 9 g 泽泻 6 g 茺蔚子 9 g

验案十八

右

近日形神较爽,脘宇稍舒,胃亦多进,四末转和,脉按弦软,阴阳已有和翕之机。嫌汛事先期,夜难交睫,肝阴积弱,根荄萌芽已深,仍守原议参酌再进。

方药　制首乌11g　白百合8g　远志肉3g　枸杞子4g　当归8g
枯木香4g　玉竹4g　抱茯神8g　蒸白术(枳壳2g同炒)6g　生地黄(砂
仁3g同炒)12g　木莲果(剪)6g　杭白芍8g

验案十九

右

六载未得怀麟,经前作胀,筋脉掣楚,四末常寒,肠胃蕴热,脉按沉而弦搏,
苔薄而黄,拟以通瘀清络调气。

方药　牡丹皮6g　大黄(醋炒)8g　赤茯苓9g　焦栀子6g　川楝子
6g　枳壳6g　丝瓜络6g　元胡索6g　泽兰叶6g　桃仁泥6g　元明粉
6g　姜川朴4g　归尾9g

验案二十

闺女　11月29日

形瘦脉弱,经汛愆迟,临期腹痛,胃纳不展,甚则作胀,呕吐酸涎,舌质欠
润,拟以一贯煎裁化。

方药　北沙参8g　樟梨子4g　木莲果6g　当归8g　金铃子6g
川朴4g　枸杞子6g　炒白芍8g　佛手柑3g　麦冬6g　麦芽、谷芽
各8g

验案二十一

右

汛汐先期,腹气作痛,头晕而呕,肝木乘脾,脉弦苔腻,数载未得怀麟,贱是
之故,理中而兼调气。

方药　纹元党参8g　黑炮姜2g　制香附8g　茯苓6g　杭白芍8g
金铃子6g　焦白术6g　当归6g　元胡索4g　厚朴花4g　台乌药3g

【注】贱是:自卑心理。

验案二十二

右　11月26日

经汛先期,拖延不清,肌色黄萎,眼白带蓝,肝肾两弱,气血不强,腰楚带下,脉沉而弱,调以肝肾,固其八脉。

方药 当归8g 焦白术6g 潼蒺藜8g 川断肉9g 云茯苓8g 杜仲8g 酒白芍8g 枯木香3g 安桂心2g 黑炮姜4g 炒乌药3g 乌贼骨11g 菟丝饼8g

验案二十三

右

汐汛先期,腹痛口苦,头疼间有发热,脉弦而浮,舌苔白薄,腰脊痛坠,现值经期甫至,拟调奇理气以消息之。

方药 全当归(小茴香2g同炒)8g 云茯苓8g 蒸白术(枳壳2g同炒)6g 制香附8g 丝瓜络(红花2g同炒)4g 金铃子6g 正川贝4g 紫厚朴4g 老吴茱萸2g 酒白芍8g 元胡索(炒)6g 芜蔚子9g

验案二十四

右

禀赋不强,营血衰少,食后不甚溶化,汁液不多,奉生者尠,月事数载未行,心窝嘈杂,脉络不舒,拟扶脾养血从缓图治。

方药 潞党参8g 全当归8g 厚杜仲8g 蒸白术6g 远志肉4g 生地黄15g 新会皮6g 制首乌8g 菟丝饼8g 川断9g 潼蒺藜8g 桑寄生8g 阿胶珠8g

【注】尠:很少。

验案二十五

右

经迟食厌,脾虚有痰,脘腹支撑作痛,头旋晕眩,脉濡而迟,适值经期甫至,拟以理中调气。

方药 纹元党参9g 炙甘草3g 全当归8g 蒸白术6g 云茯苓8g 川续断8g 佩兰叶6g 乌药(炒)3g 阳春砂(杵,后入)4颗

验案二十六

右

胃纳素庵,奉生者尠,下焦阴气素弱,两足如烘,汛期不至,当脘嘈杂,头痛偏右尤甚,或起或伏,脉弦而濡,滋水涵肝是议。

方药 生地黄18g 全当归6g 生白芍8g 潞党参8g 阿胶(另炖,冲服)8g 建泽泻6g 枸杞子4g 抱茯神8g 淮山药8g 蒸白术6g 川牛膝6g 潼蒺藜8g 生石决明(先煎)12g

验案二十七

右

适值经行,又兼新感,腹筍作痛,上焦气宇不舒,风痰窒塞,咳嗽欠利,脉弦苔白而浮,温中导痰为议。

方药 黑炮姜2g 制半夏6g 紫厚朴4g 杏仁8g 带皮茯苓8g 苏子(炒)4g 浙贝母8g 化橘红4g 川菖蒲3g 苏梗3g 细辛2g 淡吴茱萸3g 阳春砂(杵,后入)3粒

验案二十八

右

恙经两月,肝血不荣,侮脾阻气,攻窜作痛,脉弦而濡,舌无华色,形神清癯,纳谷不佳,间有寒热,潮汐不至,《内经》云:"二阳之病,发于心脾,有不得隐曲,为女子不月。"拟从阳明论治。

方药 赤丹参4g 川菖蒲3g 紫厚朴4g 蒸白术8g 丝瓜络4g 柴胡4g 抱木茯神8g 金铃子6g 制半夏6g 木莲果6g 当归6g 酒白芍8g 越鞠丸11g

验案二十九

右

汛事愆迟,凝瘀色紫,头常作痛而晕,两胁不舒,脉形弦搏,舌中少液而有裂痕,木火内炎,营阴久损,拟以养胃和木。

方药 元支金斛8g 生白芍8g 霜桑叶2扎 茯苓6g 紫丹参8g

丹皮 6 g　白当归 8 g　天麦门冬各 6 g　夜交藤 11 g　女贞子 9 g　生地黄 18 g　石决明(生打,先煎)24 g　泽泻 6 g

验案三十

闺女

甫值经行,误啖生冷,腹气支撑作痛,潮汐淋漓不清,脉形弦小,禀赋单弱,拟养血和奇调胃。

方药　当归须 8 g　金铃子 6 g　光桃仁 6 g　杭白芍 8 g　芜蔚子 8 g　制香附 9 g　阳春砂(杵,后入)3 粒　新会皮 4 g　吴茱萸 2 g

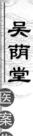

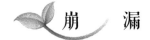

崩　　漏

验案一

右　9月24日

崩后营气二伤，胃纳不展，脉濡，头目晕眩，舌质淡白，以归脾汤裁化而参固八脉。

方药　潞党参8g　川断肉8g　当归6g　云茯神8g　潼蒺藜8g　阿胶(炒珠)8g　熟地黄(砂仁3g打入)15g　蒸白术6g　厚杜仲8g　艾叶(烧存性)2g　淡苁蓉4g

验案二

右　12月5日

曾经崩血，阴伤木火恣肆，头痛而晕，心嘈似饥，脉象左关弦搏，木胜土亏，胃纳减少，间有咳嗽，拟以潜阳养血调气。

方药　石决明(先煎)15g　制首乌8g　枸杞子4g　生蛤壳15g　当归8g　炒枣仁(打)8g　云茯神8g　阿胶珠8g　生白芍8g　川楝子6g　炒枳壳4g　生地黄11g　新会皮4g

验案三

右

久漏不已，冲任两伤，腰膝酸痛，肝肾之气不足也，脉弱无神，舌质淡白，强阴升固为议。

方药　黑驴胶(另炖，冲服)8g　巴戟天8g　纹元党参8g　菟丝饼8g　川杜仲8g　茯神8g　川续断8g　炙黄芪6g　蒸白术6g　熟枣仁8g　川黄柏6g　车前子11g　聚精丸8g

验案四

右

曾经崩漏,血伤而气不和,走窜作痛,胸次坚筑,甚则有汗,头晕腰痛,肝肾俱虚也,拟以二调乙癸。

方药 甘杞子4g　杭白芍8g　新会皮6g　当归8g　云茯神8g　川楝子6g　潼蒺藜8g　小麦11g　小茴香3g　菟丝饼8g　苏半夏6g　枯木香3g　炮姜2g

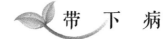

带 下 病

验案一

右 9月25日

天一生水,肾者水所归宿之地也,肾气不摄,则水侮脾而肌浮,水凌心而胸闷,失其封藏闭蛰,故带浊如注,而大便常溏,其肝阳遂乘虚而恣肆,调以乙癸而参介摄。

方药 甘杞子4g 赤石脂8g 宣木瓜4g 带皮茯苓12g 潼蒺藜8g 石莲肉9g 乌贼骨12g 生牡蛎(先煎)24g 生龟板12g 龙骨(生打,先煎)6g 震灵丹(吞)8g

【注】天一生水:源自远古时代对天象的观测,是为"河图"。河图以数合五方、五行、阴阳、天地之象,是中国古代的文化基石之一。

震灵丹:录之《太平惠民和剂局方》功效,补脾肾、固冲任、镇心神。由禹余粮、紫石英、赤石脂、代赭石、乳香、没药、朱砂组成。

验案二

右 12月8日

相火寄于肝,郁则气火内遏,不得清降,故或头晕,或为失眠口苦,气秽带下腰痛,昨拟泄肝解郁,诸症皆松,药病颇投,再以踵步。

方药 生蛤壳15g 生石膏(先煎)15g 怀牛膝8g 鲜石斛8g 北沙参8g 陈山萸肉8g 生龙齿(打,先煎)8g 炒黄芩6g 石决明(打,先煎)15g 泽泻8g

验案三

右

气阴不和,肝阳上升而头痛,腰脊胀坠,带浊下注,入夜交睫不多,嗳声频逆,脉形弦濡,舌色红滑,拟以养营柔肝,而参潜摄。

方药 全当归8g 甘杞子6g 生牡蛎(先煎)24g 生地黄15g 野

料豆11g　茯神8g　钩藤9g　生白芍8g　潼蒺藜8g　生龙骨(先煎)6g　乌贼骨8g　紫石英、白石英(先煎)各8g

验案四

右　12月7日

湿盛蕴热,热久生痰,时有咳嗽,头目晕眩,气机不利,潮汐参差,腰脊酸痛,带浊下注,脉弦苔绛,治以泄降。

方药　生蛤壳(打)15g　生薏仁12g　乌贼骨11g　瓜蒌衣6g　菊花6g　泽泻6g　生扁石斛8g　生牡蛎(先煎)12g　煨白果8g　浙贝母8g草薢8g　京竹茹4g

验案五

右

气阴两伤,胃纳素俭,汁化不多,大府无所乘阴,脏失灌溉,头旋晕眩,带浊腰疼,肝木乘脾,腹笥作痛,潮汐愆迟,形神清癯,拟以两调气液。

方药　枸杞子6g　全当归8g　蒸白术6g(枳壳2g同炒)　野料豆11g　生地黄12g　新会皮6g　霜桑叶11g　杭白芍8g　枯木香3g煅牡蛎(先煎)12g　杜仲8g　漂乌贼12g

验案六

右

肝木乘脾,气冲作呕,连受泄肝安胃,无甚进退,平素体质素亏,带浊如注,气营俱虚,益气和胃,参以益肾潜摄。

方药　蒸白术6g　炒白芍8g　云茯神8g　纹元党参8g　川楝子6g　杜仲8g　制半夏8g　菟丝饼8g　破故纸8g　煅牡蛎(先煎)15g乌贼骨11g　妙香散(冲服)6g

【注】妙香散:由麝香、木香、茯苓、茯神、黄芪、远志、人参、桔梗、甘草、辰砂组成。

验案七

右

肝肾两亏,阴虚有火,头旋晕眩,腰脊酸疼,封藏失职,带浊如注,脉形弦软,拟以滋降潜阳。

方药 大生地黄15g 潼蒺藜8g 丹皮6g 石决明(先煎)24g 淮山药8g 茯苓8g 甘杞子4g 黄柏6g 江车前11g 元武板(生打)24g 泽泻6g

验案八

右 9月19日

胸部为诸气之通衢,气以行水,气行则水行,气病则水病,白沃下流,是气病以累水矣。故欲调经,必先理气,而治带亦先理气。

方药 白茯苓11g 女贞子9g 乌贼骨9g 炒白术4g 泽泻6g 车前子4g 制香附6g 九孔子9g 瓜蒌壳6g 青皮3g 炒枳壳3g 箬灰2g

【注】白沃:白带。

箬:竹的叶,可以用包粽子。或笋皮。

验案九

右

肾气不强,开阖失职,腰酸带下淋漓,形神疲软,嗳噫频冲,胃纳素庵,奉生者尠,妇女以脾胃为主,和中益肾,而兼理湿坚阴。

方药 元支金石斛8g 珍珠母(先煎)15g 宣木瓜6g 野料豆11g 带皮茯苓15g 建泽泻6g 大生地黄15g 江车前11g 川黄柏8g 生蛤壳15g 石决明(先煎)24g 梗通草3g 路路通4枚

【注】开阖:室门、宫门的正门。比喻肾封藏失职。

验案十

右

气营两弱,瘕气攻冲,潮汐步减,带浊如注,胃纳不多,汁化日少,延久颇有涉虚之虑,拟以养血调气。

    方药 全当归6g 芜蔚子8g 云茯苓6g 酒白芍8g 樟梨子3g 沉香曲(布包)6g 枸杞子3g 金铃子6g 煨白果8g 煅牡蛎(先煎)15g 黄柏(盐水炒)8g 乌贼骨(漂淡)11g

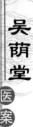

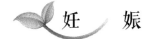 妊　娠

验案一

右

初诊：12月1日

肝之为病，闻声则惊，木火内扰，怔忡不宁，居经三月，麟梦之征，胃不思纳，呕泛频仍，调其肝胃，予归芍六君汤。

方药　纹元党参8g　白当归6g　新会皮6g　苏梗3g　酒芍药8g　仙半夏4g　云茯苓8g　炒白术4g　阳春砂(杵,后入)3粒　熟枣仁8g　淡苁蓉3g

二诊：12月4日

胃纳较多，症已步顺，脾运不良作胀稍甚，心血衰弱，夜难交睫，惊悸怔忡，神虚胆怯，肾气不强，筋骨酸软，补血和中养营加减。

方药　潞党参8g　熟枣仁8g　远志肉3g　云神6g　新会皮6g　生地黄(砂仁2g打入)9g　当归6g　北五味子2g　炒白术6g　香谷芽12g　炮姜2g　肉桂心2g

【注】麟梦之征：古人称怀孕迹象，表示某种愿望和期待。

验案二

右

居经近七月，肝肾不强，气不充畅，霉湿之气最易袭人，皮肤痹楚，头旋晕眩，纳谷不多，亦不甚溶化，宜解表和胃益肾。

方药　佩兰叶6g　桑寄生9g　川断肉9g　茯苓8g　苏叶3g　香白芷3g　嫩桂枝2g　厚朴花3g　杜仲9g　新会皮4g

验案三

右

居经三月，泛恶欲呕，频唾白沫甚多，头旋晕眩，胃纳不健，脉按弦滑，梦日可征,拟以和中调气。

方药 纹元党参8g　细桂枝3g　炙甘草3g　茯苓8g　生白芍9g　阳春砂(杵,后入)3粒　蒸白术6g　制半夏6g　广陈皮4g　香谷芽12g　甘姜2g　厚杜仲11g　红枣3枚

【注】梦日可征:古人称是生贵子的吉兆或迹象。表达某种愿望和期待。

验案四

右

居经二月余,纳食欲呕,脘腹作疼,头痛而晕,倏寒倏热,前经屡次半产,脉按弦滑,抑冲和胃为要。

方药 嫩桂枝2g　蒸白术6g　炙甘草3g　杭白芍8g　阳春砂(杵,后入)3粒　省头草6g　纹元党参8g　制半夏6g　杜仲8g　广陈皮6g

验案五

右　9月22日

妊娠八月,发咳下逼,膀胱溺沥,气坠腰楚,脉弦苔白而燥,当以两和肝肺。

方药 紫菀(水炙)4g　祥花粉6g　肥知母6g　杏仁9g　旋覆花(布包)6g　川贝(去心)4g　带皮茯苓9g　天麦门冬各6g　生扁石斛6g　枇杷叶(清炒)9g

验案六

右

重身九月,咳呛乏痰,甚则震撼腰际,逼尿下沥,头痛口燥,木火炎炎,孕妇下焦堵塞,名曰胎咳,当以泄降清火。

方药 焦栀壳4g　乌玄参11g　肥知母8g　川贝母4g　杏仁8g　鲜石斛11g　生桑皮8g　旋覆梗6g　桔梗3g　枇杷叶(清炒)9g

验案七

右

居经三月,纳食欲呕,冲阳犯胃,随肝脉而上巅顶,头痛而晕,口苦心嘈,脉

形弦滑,拟以抑冲和胃。

方药 老苏梗3g 川菖蒲3g 霜桑叶9g 生白芍8g 茯苓8g 姜半夏6g 甘菊花6g 老吴萸2g 樟梨子3g 阳春砂(杵,后入)3粒

验案八

右

居经三四月,脉弦而滑,头目痛眩,胃纳不佳,气逆欲呕,舌质红绛少苔,此阴虚之体,梦日之征,拟以养肝和胃。

方药 生白芍8g 甘杞子6g 姜半夏6g 当归8g 云茯神8g 生地黄11g 菊花6g 潞党参8g 新会皮4g 潼蒺藜8g 厚杜仲8g 霜桑叶11g

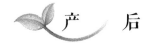 产　后

验案一

右

初诊　12月1日

娩后阴虚,易于动怒,肝阳迫肺失降,咳呛气闷,头晕腰疼,其气下陷,阴挺之渐,泄肝潜阳,庶无他变。

方药　生蛤壳15 g　元武板(打)15 g　当归6 g　菊花6 g　石决明(打,先煎)15 g　泽泻6 g　霜桑叶11 g　生桑皮6 g　龙胆草4 g　当归龙荟丸(吞)6 g

二诊:12月4日

阴挺一症,湿火为患,肝阳恣肆,助疟尤甚,上逆于肺,频作咳呛,娩后二月,阴虚火升,拟以潜降,以清肝肺。

方药　元武板(打)24 g　龙胆草3 g　牡丹皮6 g　焦栀子6 g　生蛤壳15 g　生地黄11 g　紫贝齿(先煎)11 g　当归4 g　生牡蛎(先煎)15 g　当归龙荟丸(吞)6 g　枇杷叶(清炒)11 g

【注】阴挺:妇女阴部有物下坠或挺出阴道口外病症。

验案二

右　1月12日

娩后月余,寒邪伤肾,腰脊痛坠,少腹挈楚,脉形弦紧,苔白腻厚,饮食不思,大便溏泻,拟以温化调气。

方药　佩兰叶6 g　防己6 g　厚朴4 g　秦艽6 g　独活6 g　吴茱萸(川连2 g同炒)2 g　制川乌3 g　炒苍术6 g　炒乌药4 g　自然铜(先煎)8 g　枯木香3 g　枣槟榔6 g

验案三

右　12月8日

曾经娩后,阴虚而阳不和,倏而洒淅,睡则盗汗,腹中作痛,恶瘀未清,以生化佛手二方裁酌。

方药 全当归 8 g　花川芎 6 g　荆芥(略炒)6 g　炙黄芪 6 g　玄胡索 4 g　安桂心 2 g　抱木茯神 8 g　阳春砂(杵)3 粒　鲜红花 2 g　淮小麦 8 g

验案四

右

少腹淤瘕岑胀,由半产而起,苔灰脉滞,三焦之气不主运行而热,小溲赤涩,大府亦数日未通,诚恐浊气不清,而少阳未从枢转也。附方于后。

方药 瓜蒌实 12 g　制川朴 6 g　更衣丸 6 g　大木通 3 g　金铃子 6 g　川连 2 g　陈枳壳 6 g　枣槟榔 3 g　薤白(吴茱萸 2 g 同打)4 g　炒小茴香 3 g

验案五

右　11 月 28 日

胎前咳嗽,娩后未瘥,气逆上升,胃纳减少,新凉外束,发寒发热,舌质少苔,脉形弱小,腰脊酸楚,气营二伤,养血疏邪,标本兼治。

方药 白当归 8 g　云茯苓 8 g　荆芥穗 6 g　大白芍 8 g　白前 3 g　杏仁 8 g　桂枝 2 g　老苏梗 3 g　旋覆花(布包)6 g　川贝母 3 g　瓜蒌壳 6 g　牛蒡子 9 g　枇杷叶(清炒)9 g

验案六

右

新产二月余,血少肝强,上激于脑,头晕而痛,大络不能充满小络,掣痛不舒,已发数载,脉形濡弦,舌无华色,拟以两和气液。

方药 全当归 8 g　紫石英(先煎)8 g 生打　稽豆衣 8 g　云茯神 8 g　自然铜(先煎)8 g　生黄芪 6 g　甘杞子 3 g　川断 8 g　杭白芍(桂枝 2 g 同炒)8 g　大活血 6 g　鸡血藤 8 g　宽筋草 8 g

验案七

右　1 月 11 日

半产后气阻瘀留,络脉凝结,少腹作痛,淹留起伏,羔经月余,间有咳嗽,脉象重按弦涩,苔色薄黄,拟以温通,理其隧络。

方药 当归须8g 炒乌药4g 云茯苓8g 炒小茴香3g 吴茱萸3g 杏仁8g 川楝子8g 炒橘核6g 紫川朴4g 橘络4g 瓦楞壳(煅)9g

验案八

右

神经衰怯,当脘怔忑不舒,遍体酸软乏力,由半产而起,营气俱虚,未易骤复,胃纳不多,尤觉奉生者尠,素问云:"上气不足者,脑为之不满"。拟以当归补血汤意。

方药 黄芪(清炒)6g 毛柴胡4g 川菖蒲4g 当归6g 白石英(先煎)6g 新会皮4g 桔梗4g 露夏6g 厚朴花4g 阳春砂(杵,后入)3粒 红枣3枚 早谷芽11g 桂圆肉4枚

验案九

右

娩后寒伤于肾,闭蛰封藏失司,血液混化而成肠癖,每日晨起必泻一次,腹痛起伏,脉弦而濡,舌无苔垢,拟以强肾而参升固。

方药 淡苁蓉4g 菟丝饼8g 煅牡蛎(先煎)24g 补骨脂8g 益智仁8g 赤石脂(布包)11g 阿胶珠8g 蒸白术6g 杭白芍8g 黄芪(清炒)6g 新会皮4g 四神丸(吞服)3g

验案十

右 9月21日

娩后营卫二虚,痰液凝留,大气不运胸闭,咳必有痰,而胸始快,或府通而气亦快,身发累累,似疬非疬,乃痰湿为之,治当运机通络。

方药 瓜蒌实12g 蜣螂虫1只 厚朴花3g 炒枳壳4g 云茯苓8g 川楝子6g 京竹茹(玫瑰花2朵同炒)6g 巨橘络3g 浙贝母9g 川菖蒲3g 路路通(去刺)3枚 雪羹汤煎汤代水

【注】雪羹汤：由海蜇、荸荠两味食物调制而成，功效为清热涤痰、养阴生津。

验案十一

右　9月24日

娩后两月余，体虚未复，食不多进，饭后亦不甚安适，夜难交睫，此即胃不和者，卧不安，本是一线相串之病，拟以清补而参转运。

方药　炒潞党参4g　北沙参6g　姜半夏4g　云茯神8g　金铃子8g　稽豆衣6g　麦冬6g　川黄连3g　泽泻6g　樟梨子(打)3g　京竹茹(玫瑰花2朵同炒)6g　厚朴花3g

验案十二

右

满腹支撑，手揿略减，头痛而晕，耳如蝉鸣，由娩后而起，裘葛已更，尚未脱体，脉来弦象，拟以泄肝和中。

方药　生蛤壳(先煎)15g　炒橘核6g　瓦楞子11g　茯苓8g　京竹茹4g　建泽泻6g　金铃子8g　枳壳(麸炒)4g　乌药3g　生白芍6g　番泻叶6g　制香附8g　左金丸(吞服)3g　老苏梗2g

验案十三

右

娩后营虚，气不调畅，时有闷咳数声，当脘作痛，嗳噫频冲，大气不运，以建中六君裁化，议补尚容再商。

方药　杭白芍(桂枝2g同炒)8g　姜半夏8g　生桑皮6g　蒸白术6g(枳壳2g同炒)　阳春砂(杵，后入)4粒　真新会皮6g　黑炮姜3g　沉香曲(布包)6g　樟梨子4g　紫厚朴4g　良姜3g　旋覆梗8g

验案十四

右

久咳淹留，肺失不肃，曾经娩后，气营两虚，胸脘嘈杂作痛，醒则盗汗，脉弦而濡,养肝和胃肃肺。

方药 全当归8g 甘杞子4g 仙半夏6g 杭白芍8g 云茯神8g 化洲橘红4g 生牡蛎(先煎)15g 金扁石斛6g 炙桑皮8g 稽豆衣11g 火麻仁11g 旋覆梗8g

验案十五

右

肝气不驯,脉弦舌绛,而少腹为厥阴,肝脉所司,气逆作痛,肝邪侮土,胃纳未开,娩后甫经匝月,气营俱虚,柔肝和胃是议。

方药 炒白芍9g 牡蛎(生打,先煎)15g 老莪术3g 甘杞子3g 云茯神8g 扁金钗6g 当归8g 丝瓜络4g 厚朴花3g 瓦楞子11g 川楝子8g 橘络4g 左金丸(吞服)2g

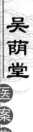

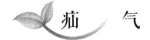

疝　气

验案一

袁左　9月22日

疝气攻冲,甚则溏泻,羔起五六年,脉沉迟小,阳微阴洿,寒湿逗留,拟以温运调气。

方药　炮姜炭2g　炒乌药3g　新会皮4g　老吴茱萸2g　炒小茴香2g　炒于术6g　葫芦巴3g　紫厚朴4g　薄官桂3g　川楝子6g　枯木香3g

【注】阴洿:阴冷之气,凝聚不散。

验案二

林左　9月23日

胶痰固结,知觉不灵,或时胸闭,甚则疝气攻窜,脉弦苔黄而薄,拟以泄痰消瘕理气。

方药　瓜蒌实15g　川楝子6g　川朴4g　川菖蒲4g　昆布6g　炒青皮3g　炒枳壳3g　左金丸(吞)3g　瓦楞子(煅)11g　炒麦芽9g　礞石滚痰丸(布包入)6g

验案三

柴左

疝气攻冲,或起或伏,甚则嗳声上逆,脉小而弦,舌质红滑,阴虚之体,肝肾不调,拟以乙癸同治。

方药　炒白芍9g　全当归6g　炒橘核8g　真新会皮6g　川楝子6g　昆布6g　甘杞子4g　乌药4g　大生地黄(砂仁3g杵入)15g　南沙参8g　煅牡蛎(先煎)15g　瓦楞子11g

验案四

封左

疝气胀坠,起伏多年,努力气伤尤甚,身有疥痱,浸淫已久,每发夏令,湿气用事之时,脉弦浮博,苔色微黄,蠲湿兼益气。

方药 牛蒡子8g 宣木瓜6g 法薏苡仁12g 九孔子5颗 赤小豆12g 女贞子11g 仙遗粮6g 大贝母8g 地肤子11g 白鲜皮6g 升麻4g 归尾8g 黄芪(清炒)8g 川楝子4g

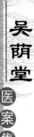

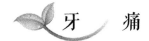

牙　痛

验案一

12月7日

湿火蕴祟,阴虚之体,牙龈溃脓,或起或伏,舌根腻黄,脉象濡弦,小溲色赤,内热未清,拟以清降,标本兼理。

方药　北沙参8g　棉茵陈6g　牡丹皮6g　生地黄(川雅连2g同炒)11g　怀牛膝6g　泽泻6g　赤茯苓8g　鲜石斛8g　甘菊花6g　霜桑叶11g

验案二

右

阳明有余,少阴不足,面呈绛艳不撤,牙龈溃浓,脉象重按弦劲,纳谷如常,幸得舌不甚绛,真阴未伤,以玉女煎裁化。

方药　熟地黄12g　肥知母8g　浙贝母8g　生石膏(先煎)12g　绵茵陈6g　生石斛8g　怀牛膝8g　泽泻6g　元参8g　炒枳壳4g　路路通4枚

验案三

郑左　1月19日

气逆未平,龈浮作痛,气有余者便是火,火灼于肺,空咳乏痰,清肃失职,踵意而参以补。

方药　川贝母(去心)3g　旋覆花(布包)6g　扁石斛(生劈)6g　紫菀4g　北五味子(杵)1g　大白芍8g　生蛤壳(打)12g　北沙参8g　淮山药8g　陈山萸肉8g　骨碎补11g　泽泻6g

验案四

右

营阴素损,气逆不舒,气有余者便有火,益之外感化热,常觉头疼牙痛,背压腰酸,木叩金鸣,兼有咳嗽,疏解清降之法为议。

方药 蔓荆子9g 杏仁泥8g 浙贝母8g 菊花6g 丹皮6g 川郁金6g 北细辛2g 霜桑叶11g 茯苓8g 牛蒡子8g 骨碎补8g 瓜蒌壳6g 厚朴花4g

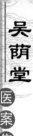

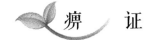 痹 证

验案一

洪左

三气集合,而成痹痛,脉弦数指,肌黄而浮,苔腻色露,病在气分,治宜宣泄,不得一路偏投温补。

方药 刺蒺藜9g 大腹毛8g 连皮茯苓9g 自然铜9g 王不留仁6g 木瓜6g 制川乌3g 炙乳香、没药各4g 通草2g 法穿山甲5g

验案二

左

苔腻形羸,筋脉痹楚,即经所谓,三气杂至合而为痹也,腑气不通,姑从宣降。

方药 蜣螂虫3只 制川乌6g 真川朴6g 真川膝6g 秦艽6g 炙乳香、没药各3g 地萱草9g 王不留行仁9g 木防己6g 法穿山甲6g 红花2g 红豆9g

验案三

右 1月12日

恙起初秋,寒伤卫分,肩背掣痛,难以屈伸,全身脉络不得舒畅,间有寒热,拟以蠲湿祛风,而通隧络。

方药 制川乌6g 桑寄生9g 伸筋草6g 防己6g 大枫藤9g 炙乳香、没药各3g 嫩桂枝2g 大活血6g 自然铜8g 宽筋草6g 丝瓜络(红花2g同炒)6g 肉桂心2g

验案四

右

两臂稍舒,膝髌跗踹较适,所投蠲风宣痹之剂,渐步康衢,能再益以静摄之功,毋使扰动肝阳,自当更上一竿头矣。

方药 豨莶草8g 王不留行11g 自然铜(先煎)8g 狗脊8g 淫羊藿8g 炙没药4g 寻骨风6g 大活血6g 宽筋草6g 茅草根9g 丝瓜络6g 鲜红花2g 川牛膝6g

验案五

叶左 1月20日

风寒束于肌表,肢节酸瘅,稍洒微烘,头目晕眩,腹气不舒,胃呆不运,拟以流瀹调气。

方药 秦艽6g 桂枝2g 白蔻仁3g 羌活、独活各4g 广陈皮6g 紫川朴4g 淡豆豉9g 焦苍术6g 汉防己6g 炒谷芽9g 阳春砂(杵,后入)3粒

验案六

翁左 9月24日

寝馈胥安,惟筋脉跳动未已,晨起时腰膂痹痛尤甚,根植深久,未易铲除,躇意以觇后效。

方药 自然铜8g 橘红络各3g 川楝子6g 瓜蒌实12g 炒枳壳4g 推车客1只 川菖蒲4g 宽筋草6g 丝瓜络6g 路路通(去刺)3枚 络石藤8g 浙贝母8g

【注】推车客:即蜣螂虫。

验案七

陈左 9月22日

寒湿留于经遂,周身脉络痹楚,痰湿裹缠,枢机不运,脉呆迟钝,苔白而黄,拟以宣络蠲湿利气。

方药 丝瓜络8g 瓜蒌实12g 推车客1只 生石斛6g 姜半夏6g 自然铜8g 刺蒺藜8g 京竹茹(姜汁炒)6g 路路通3枚 省头草6g 川朴4g 防己4g

验案八

童左　9月22日

络脉不疏,气余为火,灼液烁津,凝痰作嗽,晨起尤甚,脉弦右寸上溢,气火不潜,治节失职,肢节酸楚,阳明之脉不能束筋骨,而利机关也。例方如下。

方药　京竹茹6g　自然铜8g　祥花粉8g　川贝母4g　旋覆花(布包)6g　瓜蒌实12g　豨莶草8g　紫菀6g　玉苏子4g　生石斛8g　丝瓜络6g

验案九

詹左　9月17日

气营二伤,正虚邪凑,络脉阻窒作痛,纳谷不佳,脉形迟弱,拟以两和营卫。

方药　桂枝2g　豨莶草8g　当归6g　大白芍8g　自然铜8g　川芎4g　炙甘草3g　生黄芪(防风2g同炒)6g　川断8g　丝瓜络6g　淫羊藿8g

验案十

左

湿风凝滞,脉络欠舒,误投补腻,益使气机窒塞,腰痛项强,右臂近尚难举,根荄芽萌,其由来也渐矣,拟用蠲祛风湿。

方药　大风藤9g　法甲珠5g　石楠叶9g　制川乌3g　茅草根9g　宽筋草5g　炙乳没各3g　汉防己5g　指迷茯苓丸15g

【注】指迷茯苓丸:由茯苓、甘草、半夏、风化朴硝组成,功效为燥湿行气、软坚消痰。

验案十一

罗左

历节走疼,膝髌跗踹尤甚,尻骨亦痛,手揿略舒,肝风内动,经络失涵。原无辛散温补之理,滋水涵肝参以养经柔络。

方药　女贞子12g　豨莶草8g　石楠叶6g　生蛤壳18g　络石藤8g　川牛膝6g　元支金斛8g　自然铜(先煎)6g　大风藤8g　淫羊藿6g　指迷茯苓丸8g

痔　疮

验案一

右　12月9日

向有痔疡,频见血溢,今则阴络已宁,痔瘘亦减,稍有咳嗽,胸间陡发疥如栗,舌根黄薄,此由里达表为顺之征,拟以宣化疏瀹。

方药　刺蒺藜8g　润元参11g　白通草3g　丹皮6g　浙贝母8g　生薏仁15g　炒黄芩6g　天花粉8g　生石斛8g　银花6g　路路通(去刺)4枚

验案二

王左　1月19日

痔血淋漓,热从下泄,肺气亦较顺,痰稠易吐,形神亦爽。惟脉按弦滑,积热未清,肝阳内动,仍守原议,以泄血热之意。

方药　瓜蒌6g　浙贝母8g　元参8g　刺蒺藜9g　竹茹6g　大力子9g　炒黄芩8g　生桑皮6g　焦栀皮6g　地榆炭6g　银花8g

验案三

朱左

湿火逗留,溜于下部,肛门前后,结瘰掀肿,治宜清泄血热,以理病根,毋使养奸以贻后患。列方如下。

方药　根生地黄18g　炒黄芩6g　刺蒺藜11g　川连3g　连翘壳11g　建泽泻6g　赤小豆11g　昆布6g　乌元参11g　丹皮6g　银花6g　浙贝母8g　路路通4枚

验案四

章左

脉弦动滑,尺泽不藏,湿火下陷于阴,肛门胀硬,曾有白浊一症,湿毒淹留,

171

元阴易损,先以清潜为议。

  方药 生地黄 24 g 川黄柏 8 g 建泽泻 6 g 萆薢 8 g 车前子 12 g 桑螵蛸 8 g 花龙骨(先煎)6 g 女贞子 12 g 石决明(先煎)15 g 仙遗粮 8 g

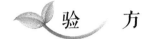

验 方

附骨疽（相当于慢性化脓性骨髓炎）

此方是先生在兰溪行医时期，帮助一位生活困难的民间艺人所得。后传其女婿方耀宾医师，方既简便又有效。笔者也曾用此方治愈数例慢性化脓性骨髓炎。

组方：全蝎（研粉）。

用法：全蝎粉放在囟砂膏上，加热后贴敷在窦道口，每日一次。（笔者把它改良成线条状。考虑到外敷吸收慢，做成线条直达病所，效果更显著。具体配制：粳米蒸熟，稍凉捣成糊状，加入全蝎粉搓捻成线条状，阴干待用）

验案一

患者：郭洪林，男 46 岁，浙江兰溪市溪西乡许埠村，就诊于 1986 年 5 月 2 日。

病史：患者于 1974 年高热不退，腰腿疼痛诊断为"败血症"治愈后左大腿股骨外侧红肿疼痛，溃破后流出脓液形成窦道，诊断为"化脓性骨髓炎"。后转省医院治疗，认为死腔大且多，长骨弯曲畸形，无法进行死骨摘除术及窦道刮除术，拟高位截肢，病人不愿，病情迁延十余年，面色黄而少泽，形瘦肌削，精神萎弱，头晕转侧尤甚，纳差少寐，舌淡红苔裂，脉形细弱。左侧腿股骨部有窦道深 2.5 厘米，髌骨偏上内侧一窦道探针不可近，试探之则疼痛难忍，小腿肌肉萎缩，流脓清稀，窦道周围色白肿而痛。摄片表现：全程股骨骨皮质普遍性增厚，局部骨髓腔阻塞，以股骨中上段为明显，股骨中下三分之一处骨质成缺血性破坏性改变，已有死骨形成。

治疗：用全蝎条塞进窦道口内，每日 1 次，内服大补气血，活血通络药。

在治疗期间窦道口每日有大量脓液排出。经过数次用药后窦道口排出 2 毫米×5 毫米死骨数块，边缘不规则，两端呈锯齿状。共医治 60 多天，窦道口愈合。于 1987 年 3 月 24 日摄片复查，显示左股骨骨干增粗，骨质密度增生，目前病灶修复（到 2013 年都未复发）。

【注】患者经原兰溪冶炼厂职工医院胡文秋老中医介绍到笔者处治疗。

验案二

患者：徐某某，男，11 岁，兰溪市赤溪乡郑麻车行政村。就诊日期 1982 年 10 月。

病史：患者左臀部环跳穴（髂骨部）慢性化脓性骨髓炎多年，长期流脓液，形体消瘦，身材矮小，疮口色白下陷，探针从窦道可达 3 厘米，在多处医院治疗效果欠佳。后在某乡村医生治疗月余不甚理想，笔者偶览此处，以全蝎条外用，内服补气血托脓排毒，疮口渐渐缩小，三月后痊愈，至今未复发。

血证医案

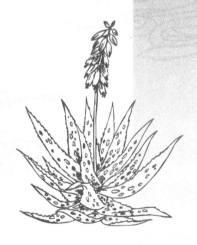

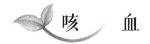 咳　血

验案一

左

初诊：空咳频仍，甚则欲呕，曾经咯血数口，脉形虚弱，根植颇深失治，防有涉虚之虑。

方药　款冬花6g　蒸白薇5g　白当归5g　茯苓6g　赖氏橘红3g　罂粟壳6g　炒白术5g　五味子1g　旋覆花(布包)6g　远志肉3g　代赭石9g　参贝陈皮丸(嚼)9g

【注】嚼：细嚼慢咽之意。

二诊：禀赋不强，又经失血，气逆空咳已久，根植颇深，前予保肺治痒，大致尚顺，仍守原议增减。

方药　赖氏橘红3g　白当归5g　炙冬花6g　旋覆花(布包)6g　远志3g　仙半夏5g　白薇5g　罂粟壳6g　茯苓6g　五味子1g　紫菀6g　冬虫夏草3g　炒白术5g　生甘草3g　参贝陈皮丸(细嚼)6g

三诊：肾阴素亏，肺失肃降，叠进理痒保肺等剂，咳嗽减轻，胃纳亦展，大致颇觉效顺，仍照前路，当有进步。

方药　冬虫夏草3g　北沙参5g　五味子1g　白薇5g　白术5g　潼蒺藜6g　百合6g　云茯神6g　当归6g　路党参5g　罂粟壳6g　炙冬花6g　旋覆花(布包)5g　仙半夏5g　熟枣仁6g

四诊：肺体属金，金者，水之母也，是故肺病必及于肾，肾为水脏，水阴不足，则子盗母气，而肺气愈亏。拟用金水相生，再进以觇其应。录方于下。

方药　细沙参6g　淮山药6g　山萸肉6g　五味子1g　云茯神6g　开麦冬6g　枸杞子3g　旋覆花(布包)6g　川贝6g　仙半夏5g　生地黄6g　罂粟壳6g

验案二

左

初诊：血后久咳盗汗，入夜微烘，脉形强数，侧卧偏右，此阴虚肺气不清，谨防劳怯。

方药 北沙参6g　料豆衣6g　生白芍9g　丹皮5g　生蛤壳9g　甜杏仁6g　生牡蛎（先煎）6g　炙冬花5g　旋覆花（布包）5g　紫菀6g　女贞子6g　墨旱莲5g　炙桑皮6g　阿胶珠5g

二诊：柔肝肃肺，叠进数剂，胸胁已畅，咳嗽亦稀，盗汗潮热等症，均轻减矣。但经血后，阴分必虚，仍照原意参酌。

方药 北沙参6g　旋覆梗6g　炙紫菀6g　生地黄9g　淮山药6g　野料豆9g　炙桑皮6g　生蛤壳9g　生白芍9g　仙半夏6g　生牡蛎9g　阿胶珠5g　甜杏仁6g

验案三
章左

前经失血，络瘀未清，干于肺系，频欲作咳，夫肺体属金，金犹钟也，碰激不已，损伤肺叶，失其下顺之常，理宜清络消瘀，毋使扰肺作咳，庶于此症，可望向安。

方药 广三七（吞）3g　正川贝4g　丝瓜络6g　川郁金4g　野料豆9g　稽豆衣8g　橘红络各3g　白薇4g　茯苓8g　黛蛤散（布包）15g　京竹茹4g

验案四
右

肺肾阴虚，适当夏令，火气刑金，清肃失职，久咳而声浊不清，劳热缠久，脉形弦搏，治宜清热滋阴，还须戒忿息嗔，毋使扰肺以生枝节。

方药 荸荠泥8g　天竺叶8g　地骨皮8g　生地黄12g　提百部3g　建泽泻6g　冬虫夏草4g　陈皮（青盐炒）4g　生蛤壳15g　元支金石斛8g

【注】戒忿息嗔：忿，生气，怨恨；嗔，不满，怪罪。

验案五
左

初诊：向来咳血，体质本亏，近因感冒时邪，遂致寒热间日而作，此少阳证，先宜枢转论治。

方药 毛柴胡6g 香青蒿5g 草果仁5g 桂枝尖3g 炙鳖甲12g 制川朴5g 花槟榔5g 炒黄芩5g 赤茯苓9g 仙半夏6g 甜茶叶9g

二诊：寒热已清，枢转已利，胃纳亦渐舒展矣。前方尚见小效，仍踵原意。

方药 纹元党参9g 抱木茯神6g 广木香3g 当归6g 毛柴胡3g 新会皮5g 炒谷芽9g 仙半夏3g 炙黄芪5g 炙草3g 炒白术5g

三诊：胃纳颇好，交睫亦安，惟溺时微红，体重肢疲乏力，此湿邪犹未尽也，仍守温化渗湿为治。

方药 佩兰叶5g 木通3g 阳春砂(杵,后入)3粒 仙半夏3g 制川朴5g 煨草果5g 新会皮5g 桂枝尖3g 花槟榔5g 法薏仁9g 炙鳖甲9g 赤茯苓9g 香青蒿3g

四诊：证本少阳，幸得枢转已利，新邪自当渐退也，调补且缓，先拟理气和中。

方药 制川朴5g 云苓6g 杏仁泥6g 早谷芽9g 毛柴胡5g 仙半夏3g 阳春砂(杵,后入)3粒 法薏苡仁9g 生黄芪5g 新会皮5g 生姜2片 大枣3枚

五诊：前拟理气和中，胸次已畅，胃纳亦舒，仍守原议进步。

方药 炒白术5g 阳春砂(杵,后入)4粒 藿香梗3g 炒谷芽9g 防己5g 姜川朴5g 新会皮5g 毛柴胡3g 仙半夏3g 茯苓6g 宣木瓜5g 大腹绒5g

验案六

右

肺为华盖，最喜清肃，湿火上烁，则发咳甚则吐红，气病血病，淹缠已久，肺胃失其下行之常。防有音嘶咽痛之虑。

方药 生桑皮6g 山豆根6g 黄射干3g 京川贝4g 建泽泻8g 大贝母8g 马兜铃4g 丹皮6g 黑玄参11g 旋覆花(布包)6g 红重楼8g 黄柏6g 仙遗粮8g

验案七

黄左

血止咳稀,已臻佳境。阴不平者阳不秘,舌津干燥,间有梦遗,脉弦而滑,清滋以参潜摄。

方药 大生地黄 15 g 建泽泻 6 g 珍珠母(生打,先煎)15 g 北沙参 8 g 淮山 8 g 车前 11 g 生石斛 8 g 生龙齿(打,先煎)8 g 陈山萸肉 8 g 霜桑叶 11 g 川柏(盐水炒)4 g 生白芍 8 g

验案八

郭左(儿童) 11 月 29 日

朱雀侵于四白,两眼仍红,卧蚕青黑未退,加以风寒外束,咳嗽气急,痰中夹血,脉象数滑,拟以疏散风热。

方药 甘菊花 6 g 瓜蒌实 6 g 牛蒡子 8 g 霜桑叶 8 g 前胡 4 g 茜草根 6 g 杏仁 6 g 浙贝母 6 g 赤芍 6 g 炒苏子 3 g 藕节 8 g

【注】朱雀:传说中的神鸟,代表南方之火,四季中属夏。

验案九

右

一向经事后期,瘕聚窜痛,嗳声频冲,木气乘脾,腹闷不畅。而相火内寄于肝,气逐逆,火升刑金作咳,阳络激动,曾吐红痰,当以泄肝清络。

方药 生蛤壳 11 g 甜杏仁 8 g 紫菀 3 g 瓜蒌衣 6 g 旋覆梗 8 g 墨旱莲 8 g 女贞子 11 g 生白芍 8 g 正川贝 3 g 仙鹤草 8 g 青果 1 枚 藕节 11 g

验案十

章左

气火不潜,炎炎之势未易扑减,肺为华盖,适当其冲,咳嗽甚急,肺有裂痕,血逆上窍,咽喉刺痛,肺失肃降,延久防痨,先宜泄肝养胃。

方药 生蛤壳 15 g 肥知母 8 g 瓜蒌衣 6 g 川贝母 3 g 仙半夏 4 g 生白芍 8 g 墨旱莲 8 g 冬青子 8 g 生石斛 6 g 旋覆梗 8 g 枇杷叶(清

炒)11 g

【注】肺有裂痕：比喻肺络受伤,有咳血咯血症状。

验案十一

左

咳逆满闷,痰中夹有鲜红,左卧而咳势尤剧,脉形短涩,此肺气被邪所遏也,肺气宣则逆自顺矣,血证宣达治之。

方药 炙麻黄 3 g 炙紫菀 6 g 杏仁 9 g 白桔梗 3 g 制川朴 6 g 炙粉草 3 g 广橘红 6 g 荆芥 6 g 炒白芍 6 g 仙半夏 6 g 玉苏子 3 g

验案十二

李左

气有余者便是火,火不宣发,激于阳络,则痰中有红,脉形弦滞,苔腻而黄,时序湿邪用事,下迫大肠致成溏泻,拟以通气化湿而参宁络。

方药 白茯苓 8 g 厚朴花 3 g 橘红络各 3 g 法薏苡仁 11 g 炒扁豆 8 g 茜草根 6 g 广陈皮 6 g 仙半夏 4 g 建泽泻 6 g 川黄柏 6 g 藕节 11 g

验案十三

张左

阴虚阳扰,魂梦不宁,曾经咳血数次,间有滑遗,封藏失职,头晕眼燥,连进养阴宁络,咳血遗滑等症已蠲,盗汗亦撤,前方颇投,踵意以觇其应。

方药 生地黄(淡秋石 2 g 同炒)15 g 淮小麦 11 g 珍珠母(生打,先煎)15 g 抱茯神 8 g 花龙骨(打,先煎)8 g 元支金石斛(生剪)8 g 夜交藤 11 g 紫贝齿(生打先煎)11 g 牡丹皮 6 g 淮山药 8 g 野料豆 8 g 黄柏(盐水炒)6 g 生牡蛎(打,先煎)15 g

验案十四

王左

咳嗽步减,痰饮较稀,惟肺有裂痕,阳络未弥,起伏淹留,殊非佳境,脉弦而濡,原意而参宁络。

方药 云茯神9g 仙半夏6g 墨旱莲8g 白石英(生打,先煎)11g 橘红络各4g 生白芍8g 炙冬花8g 冬青子11g 白百合8g 蒸白薇4g 血见愁6g 白芨4g

验案十五

右

泄肝清络,木火渐敛,阳络已宁,血久未吐,惟咳痰犹腥,腹气窜痛,肝阳未尽驯服也,踵意略为增减。

方药 生蛤壳15g 浙贝母8g 大生地黄12g 大白芍8g 元参9g 淮山药8g 旋覆梗8g 墨旱莲8g 瓦楞子11g 建泽泻6g 生石斛6g

验案十六

王左

阳络已弥,肺气未平,尚欲作嗽,痰稠色白,苔薄而黄,湿火酿痰,失其肃降,一时尚难议补,先以涤饮消痰,利其肺气。

方药 露半夏6g 川贝母4g 冬瓜仁11g 茯苓8g 化橘红6g 旋覆花(布包)8g 玉苏子4g 甜杏仁8g 川郁金6g 仙鹤草8g 藕节11g

验案十七

章左

胁肋作痛,由失血而起,络瘀未清,咳甚则血,阳络不驯,脉弦而小,积弱之体,长此以往,殊非坦境,养血通瘀,以和肝肺。

方药 生白芍8g 墨旱莲8g 旋覆花(布包)6g 冬青子11g 橘络4g 炙冬花8g 生地黄11g 抱茯神8g 蒸白薇4g 木蝴蝶2g 生蛤壳12g 罂粟壳8g 冬瓜仁11g

验案十八

方左

木火扰胃,胸闷不舒,曾经失血,热留于络,口苦苔黄而腻,脉左尤弦,肝阳郁勃,相火内寄,拟以泄肝清络肃肺。

方药 生蛤壳15g 茅草根11g 旋覆梗8g 川楝子8g 川郁金6g 橘络4g 京竹茹(枳壳2g同炒)4g 厚朴花4g 瓜蒌实12g 杏仁8g 广三七粉(吞)3g 枇杷叶(清炒)9g

验方十九

朱左

肺为脏长,血后留瘀蕴热,失其肃降,喉咽不利,右胁胀疼,脉形弦滑,苔色中黄边绛,木火郁遏,拟用泄降以和肝肺。

方药 瓜蒌壳6g 旋覆花8g 玉苏子4g 杏仁8g 百部3g 橘络4g 京竹茹4g 生蛤壳12g 建泽泻6g 浙贝母8g 仙半夏6g 野料豆8g

【注】肺为脏长:《素问·痿论》:"肺者,脏之长也,为心之盖也。"张志聪注:"肺朝百脉而行气于脏腑,故为脏之长。"

验案二十

叶左

阳络已宁,肺咳未顺,夫肺体属金,金犹钟也,碰激不已,肺叶受戕,失其清肃下降之职,水液凝痰,症非轻渺,仍拟清降以肃肺气。

方药 紫菀4g 川贝母4g 仙半夏4g 生蛤壳15g 炙冬花8g 甜杏仁8g 旋覆花8g 云茯神8g 橘红络各4g 野料豆11g 冬青子11g

验案二十一

林左

前经失血,误用于补,致使痰瘀收束在肺,不能脱解,清肃不行,气逆作嗽,侧卧偏左,血恙屡萌。恐非佳境,胃弱尤非所宜,拟以温肺理瘀参以和胃。

方药 蒸白薇4g 云茯苓8g 化橘红6g 玉苏子4g 黑炮姜2g 广三七4g 仙半夏6g 甜杏仁8g 川贝母4g 冬瓜子8g 生薏苡仁12g 蒸白术4g 炒谷芽12g

验案二十二

翁左

久咳淹留,几经裘葛,曾经吐红一次,力怯神疲,脉形弦软,舌质边紫,肝肺不和,治宜清肺平肝,还须参以开郁。

方药 甜杏仁8g 生白芍8g 茯神8g 川贝母4g 旋覆花8g 仙半夏6g 橘红络各4g 生蛤壳8g 野料豆11g 川郁金6g 枇杷叶(清炒)9g 仙鹤草8g

【注】裘葛:裘,冬衣;葛,夏衣。借指寒暑时序变迁。

验案二十三

右

阳络不宁,又经涌吐,气逆咳嗽频仍,肩背重压,胸如烫热,舌质光红,脉按弦濡之象,肺胃失其下顺之常,毓阴宁络为议。

方药 生地黄15g 红旱莲8g 生白芍8g 阿胶珠8g 丹皮6g 旋覆花8g 女贞子11g 枹木茯神8g 川贝母4g 仙鹤草8g 藕节9g 山药6g

验案二十四

右

失血起于客秋,于即发咳不已,且有寒热,动则作喘。夫肺司诸气之出入,而纳气归肾,息息相通,气逆息急,殊非坦境,防以肺痿肾惫耳。

方药 炙冬花8g 抱茯神8g 旋覆花8g 霜桑叶11g 川断肉8g 仙半夏6g 野料豆11g 代赭石(生打,先煎)11g 橘络4g 甜杏仁8g 冬青子11g

验案二十五

林左

右脉弦钝,左更动搏应指,侧卧偏左,曾经失血,咳嗽淹留,小溲热赤,胃不思纳,舌中脱液根黄,症颇棘手,泄降以清肝肺。

方药 生蛤壳15g 京竹茹4g 车前子11g 焦栀子6g 生牡蛎

（生打，先煎）24g　　橘红络各4g　　牡丹皮6g　　建泽泻6g　　生石斛8g
生龙齿8g　　旋覆花8g　　甜杏仁8g

验案二十六

张左

血止及旬，肺咳心嘈已减，惟胃纳不多，气力疲怯，脉形弦软，舌质无苔，症属肝肺营虚，气逆未顺，踵意以觇进退。

方药　生地黄15g　　旋覆花8g　　甜杏仁6g　　当归8g　　北沙参6g
木蝴蝶20翼　　生白芍8g　　川贝母（去心）3g　　野料豆11g　　女贞子11g
枇杷叶（清炒，去毛）11g　　淮山药8g

验案二十七

右

阴虚有火，肺气不清，痰中常带血痕，阳络被所激也，喉咽干涩，气火不驯，舌边色绛，泄肝以肃肺气。

方药　生蛤壳15g　　生桑皮6g　　墨旱莲8g　　瓜蒌皮6g　　野料豆
11g　　生地黄15g　　甜杏仁8g　　女贞子11g　　牡丹皮6g　　黄射干3g
藕节9g

验案二十八

右

居经三月，脉小而弦，一再失血，咳嗽淹留不解，气逆胸闷，食少神疲，舌无华色，幸无潮热颧赤等症相兼，养营而兼化痰调气。

方药　生白芍（桂枝1g同炒）8g　　化橘红6g　　玉蝴蝶2g　　当归6g
仙半夏6g　　黑炮姜（五味子1g同炒）1g　　云茯神8g　　冬青子11g　　蒸白薇4g　　仙鹤草8g　　炙冬花8g

验案二十九

傅

曾经吐红，瘀留肺系，咳呛气逆，失其清肃下降之常，脉弦小涩，苔腻不清，原无畏虚投补之理,拟以运枢清火通络。

方药 丝瓜络6g 京竹茹4g 冬青子8g 杏仁8g 橘络4g 旋覆花6g 川贝4g 浙贝8g 扁金石斛11g 牡丹皮6g 稽豆衣8g 瓜蒌衣6g 焦栀壳4g 霜桑叶9g

验案三十

叶左

屡经失血,阴虚劳损,脉小而弦,肾气上逼以作呛,气逆息急,镇摄无权,血去而气又伤,症非轻渺,拟以二和气液。

方药 黑驴胶(炒珠)6g 旋覆梗6g 正川贝4g 云茯神8g 蒸女贞11g 黄柏6g 代赭石(生打,先煎)11g 元支金斛8g 建泽泄8g 生牡蛎(打,先煎)15g 玉蝴蝶2g 乌元参11g

验案三十一

右

血后匝月未萌,时有咳嗽,幸无寒热,汐汛亦应期而来,脉息濡弦,脾肺二经不足,积累已久,拟以气营二调。

方药 黄芪(盐水炒)6g 当归6g 旋覆花6g 赖氏橘红4g 茯神8g 苏子3g 甜杏仁8g 生白芍8g 炙冬花8g 仙半夏4g 黑炮姜2g

【注】匝月:满一个月。

验案三十二

右

气逆息急,由失血而起,血去而气又伤,频欲作呛,睡则气不纳肾,迫逼于肺,满闷不舒,间有寒热,大便常溏,根蒂已亏,防以肺痿肾惫。

方药 淮山药8g 黑炮姜3g 石莲肉11g 炙冬花8g 北五味子2g 仙鹤草8g 蒸白术6g 罂粟壳8g 赤石脂15g 仙半夏6g 阿胶珠8g 破故纸6g

验案三十三

闺女

木火郁遏,气机不宣,咳嗽痰中有血,汛事数月未行,膺脘作闭,口苦苔黄,脉按沉滞。《内经》云:"二阳之病,发于心脾,有不得隐曲,为女子不月。"窃师其意。

方药 杏仁泥8g 茯苓8g 旋覆花8g 橘红络各4g 川贝母6g 泽泻6g 川郁金6g 茜草4g 墨旱莲8g 丹皮6g 茅草根9g 焦栀皮6g 藕节9g 瓜蒌壳6g

验案三十四

戴左

脉右胜左,苔色白薄,曾经一再失血,咳嗽起伏,偶感新邪尤甚,膺胸满闷,胁肋胀痛,无畏虚投补之理,拟以泄降和其肝肺。

方药 生蛤壳15g 白茯苓8g 京竹茹4g 川郁金6g 川贝母3g 橘红络各4g 玉苏子4g 旋覆花6g 仙半夏4g 仙鹤草8g 田七粉(吞)2g

验案三十五

郭左

冲脉起于血海,肝所司也,相火内寄,上冲则咽燥,下迫则遗精,曾经失血,近已数月未萌,脉按弦动滑数,舌苔微黄,咳嗽不甚,拟以泄肝清络可也。

方药 生石决明(生打,先煎)15g 生龙齿(打,先煎)8g 女贞子9g 珍珠母(生打,先煎)12g 山萸肉8g 云茯神8g 生白芍8g 牡丹皮6g 生牡蛎(打,先煎)15g 紫贝齿(生打,先煎)15g 潼蒺藜8g 橘络4g

验案三十六

叶左

阴虚有火,阳不潜藏,血后肺失清肃,肝不受制,木叩金鸣,频作咳嗽,少腹作痛,头目晕眩,舌红而燥,养阴清肺是议。

方药 生地黄24g 生白芍8g 旋覆花8g 丹皮6g 云茯神8g

泽泻6g 生扁石斛8g 正川贝3g 川黄柏6g 生蛤壳15g 冬青子11g 生桑皮6g

验案三十七

张左

肾水不足,肝木失涵,头常作晕,又经失血,气阴二虚,脉按小弱,木叩金鸣,拟以清金制木,而参潜摄。

方药 炙冬花8g 玉蝴蝶2g 生白芍8g 甜杏仁8g 抱茯神8g 石决明(生打,先煎)12g 紫菀4g 女贞子12g 生龙齿(打,先煎)8g 墨旱莲8g 旋覆花8g

验案三十八

周左

肺热蕴隆,败津为脓,咳痰腥秽欲呕,甚则咳血鲜红,脉右滑搏,胃纳尚强,苔黄而白,投以泄降,毋使扰肺作咳。

方药 葶苈(炒)4g 藕节11g 生薏苡仁15g 芦根15g 丹皮6g 京竹茹(枳壳2g同炒)4g 冬瓜仁11g 花蕊石(生打)11g 川贝4g 浙贝8g 茅草根9g

验案三十九

右

血后阴虚,未易速复,咳嗽久羁不解,胃不思纳,舌质绛艳,脉按弦动滑数,阴虚阳浮,仍拟二和气液,未可更张。

方药 北沙参8g 大生地黄15g 川贝母4g 元支金斛8g 麦冬8g 女贞子11g 当归6g 甜杏仁8g 旋覆花(布包)8g 生白芍8g 生牡蛎(先煎)15g

验案四十

黄左

痰湿阻于气机,形寒形热,咳嗽气逆不顺,痰中夹瘀,头痛而晕,苔色白腻,脉弦而浮,治宜蠲湿祛风,不得专以见血治血。

方药 信前胡6g 青蒿4g 赤茯苓8g 浙贝母8g 苏叶3g 茜草6g 苦杏8g 羌活、独活各3g 建泽泻6g 刺蒺藜(去刺)8g 苏子3g 藕节11g

验案四十一

黄左

脉弦浮搏,气火不驯,晨起溅溅有汗,曾经失血,营分蕴热,苔色腻黄,喉咽不利,踵意而参通润。

方药 刺蒺藜(去刺)11g 浙贝母8g 炒苏子4g 焦栀子6g 橘红络各4g 祥花粉8g 苦杏仁8g 瓜蒌仁12g 旋覆梗6g 黄芩6g 穞豆衣8g 通草3g 路路通4枚

验案四十二

黄左

肺为脏长,司诸气之出入,胸闷喘急,痰有血丝,面部暗滞,已约数月,而闭不解,已非轻渺,前哲云"治上焦如羽,展气化宜轻。"窃师其意。

方药 牛蒡子8g 瓜蒌衣6g 焦栀壳4g 杏仁6g 梗通草3g 橘络3g 茅桔梗4g 女贞子8g 建泽泻4g 川贝母3g 京竹茹4g

验案四十三

吴左

脉形濡软,形瘦神疲,前经失血屡发,咳嗽痰稀,侧卧偏右,间有寒热,枢机不调,拟以二和气液。

方药 黄芪(盐水炒)6g 赖氏橘红4g 炙冬花8g 茯神8g 蒸白术6g 远志3g 仙半夏6g 甜杏仁8g 当归6g 杭白芍(桂枝2g同炒)8g 银柴胡6g

验案四十四

戴左

前经失血,肝肺未和,胁肋隐隐作痛,呼吸不利,连进泄降,气宇较舒,咳嗽尚顺,大致颇佳,续进以觇动静。

方药 生蛤壳15g 橘红络各4g 甜杏仁8g 苏半夏6g 旋覆花6g 霜桑叶9g 陈皮(青盐炒)4g 抱茯神8g 野料豆9g 生牡蛎(生打,先煎)15g 冬青子11g 紫贝齿(生打,先煎)8g

验案四十五

仇左

咳嗽音嘶,曾经失血,似碎金例也,固宜保肺矣。然细诊脉不数至,且声浊少音,而非毫无音也,似难偏于滋补,权以清金养胃,标本兼顾为宜。

方药 牛蒡子9g 红重楼8g 元支金斛11g 浙贝母8g 川贝母4g 紫马勃4g 丝通草2g 马兜铃4g 刺蒺藜11g 九孔子4枚 桔梗4g 黑玄参11g

验案四十六

赵左

空咳乏痰,为日已久,当兹夏令,湿火蒸腾,肺气不肃,激动阳络,咳吐鲜红,脉左弦搏,气宇不舒,先以清络肃肺。

方药 墨旱莲8g 甜杏仁8g 白通草3g 橘络3g 冬青子11g 瓜蒌衣6g 正川贝4g 旋覆花(布包)6g 枇杷叶(去毛)9g 生蛤壳12g 藕节9g 茅草根9g

验案四十七

周左

肺为娇脏,气火被迫,清肃不行,咳痰腥秽欲呕,脉动弦搏,痰热蓄瘀,总宜荡涤邪秽,以肃肺气为治。

方药 芦根15g 冬瓜仁11g 茅桔梗6g 生薏苡仁11g 百部3g 浙贝母8g 川贝母4g 葶苈子4g 旋覆花8g 玉苏子4g 大力子(炒)8g 枇杷叶(清炒)9g 马兜铃4g

验案四十八

陈左

肺气不得其平则鸣,前经失血,误啖滋补,蓄热蕴瘀未有出路,冲激于肺,失其右降之权,痰饮黏稠,咽喉刺痛,秋令毋使失音则吉。

方药 牛蒡子9g 瓜蒌霜6g 旋覆花8g 川贝母4g 射干3g 马兜铃4g 甜杏仁8g 鲜石斛9g 天花粉8g 冬瓜仁11g

验案四十九

闰女

清火理痰,咳呛已减,血亦未萌,惟脉弦搏指,肝阳有余,下迫则泻,知邪有出路也,仍守原议参酌。

方药 川贝母4g 露半夏4g 地骨皮8g 煅蛤壳15g 炙冬花6g 料豆衣8g 建泽泻8g 甜杏仁8g 霜桑叶9g 煅牡蛎(打,先煎)15g 石莲肉11g

验案五十

右

屡经失血,肺气不肃,阳明水液成痰,袭肺作嗽,失其肃降,脉弦动滑,痰饮淹留,易招新邪,涤饮以利肺气。

方药 玉苏子4g 云茯苓8g 大贝母8g 生薏苡仁12g 化橘红4g 墨旱莲8g 仙半夏6g 牛蒡子11g 蒸女贞8g 旋覆花8g 半硫丸(吞服)6g

【注】半硫丸:阳虚便秘。由半夏、硫黄组成。

验案五十一

丁左

阳络已宁靖,血恙未萌,胸部乃水火往来之躯,肺气不调,时觉作闭,失其下降之常,积弱之体,踵意而参理阴。

方药 蒸女贞12g 抱茯神8g 旋覆花8g 甜杏仁8g 仙半夏4g 生桑皮4g 川贝母4g 牡丹皮6g 南沙参8g 霜桑叶11g 生蛤壳

12 g　生地黄 15 g

验案五十二

左

血恙复萌,胸闷久畅,时或寒热头痛,此属肝肺同病,枢转未得流利故也,进法。

方药　全当归 6 g　炮姜炭 2 g　藏红花 2 g　仙半夏 6 g　柴胡 6 g　炒白芍 6 g　炙紫菀 6 g　仙鹤草 6 g　墨旱莲 6 g　生地黄 9 g　朱茯神 6 g　炒白术 6 g　炙冬花 6 g

验案五十三

郑左

咯血大致已减,留瘀未清,肺气不肃,交晚略多数声,咳甚痛犹彻背,阳络未弥,举动尚须谨慎也。议方如下。

方药　生地黄 15 g　正尖贝 4 g　墨旱莲 9 g　牡丹皮 8 g　冬青子 11 g　露半夏 6 g　抱茯神 8 g　川牛膝 8 g　橘红络各 4 g　田七粉(吞服) 2 g　仙鹤草 8 g　川郁金(生打) 6 g

验案五十四

姜左

脉按弦涩,弦则有痰,而肝阳不靖,涩为蓄瘀,而肺气不清,易于感邪,频发寒热。曾经一再失血,根植颇深,拟用涤痰通瘀,俾以得其右降之职。

方药　仙半夏 6 g　白茯苓 11 g　旋覆花 8 g　陈皮(青盐炒) 4 g　瓜蒌壳 6 g　信白前 4 g　苦杏仁 8 g　玉苏子 4 g　橘红(炒) 4 g　真降香 3 g　生蛤壳 11 g　大贝母 8 g　仙鹤草 8 g

验案五十五

右

经血屡发,汛事先期,一月经来数次,气不宁伏,致血不安其常,频作咳呛,血气二伤,盗汗浃体,殊非泰境,滋降而潜摄。

方药 生地黄12g 冬青子11g 生白芍8g 墨旱莲8g 云茯神8g 生蛤壳12g 阿胶(另炖,冲服)8g 旋覆梗6g 紫白石英(生打,先煎)各8g 茜草6g 白茅根11g

验案五十六

吴左

阳络不宁,前经失血,肺胃之气,升多降少,咳而乏痰,胸胁不利,肝阳恣肆,头痛而晕,脉弦而不潜,木火刑金,清火潜阳,以平逆气。

方药 焦栀子壳6g 旋覆花8g 霜桑叶11g 生石膏(先煎)12g 京竹茹4g 冬瓜仁8g 葶苈子3g 牡丹皮6g 橘红络各3g 生蛤壳15g 苦杏仁8g 枇杷叶(清炒)11g

验案五十七

右

气虚不能摄血,曾经一再吐红,咳嗽气逆,冲阳上升,肺胃失其下降,咳甚欲呕,内热淹留,殊非泰境,拟以养血调气。

方药 生白芍8g 淮山药8g 生地黄12g 当归6g 女贞子9g 抱茯神8g 黄芪(盐水炒)8g 墨旱莲8g 甜杏仁8g 旋覆花8g 枇杷叶(去毛)9g

验案五十八

严左

皮毛者肺之合,邪袭皮毛,内应肺脏,致生咳嗽,治节不行,激动阳络,曾经失血,苔腻不清,难以议补,疏达以利肺气。

方药 杏仁泥8g 仙半夏6g 牛蒡子9g 橘红络各4g 白茯苓9g 茜草6g 信白前4g 玉苏子4g 川郁金4g 川贝母3g 藕节9g。

验案五十九

右

娩后感邪,发咳不已,痰中偶有鲜红,气逆欲呕,头旋晕眩,胁肋胀痛,此乃痰饮留伏,拟从肺胃论治。

方药 玉苏子4g 广橘红4g 川菖蒲3g 白茯苓6g 苦杏仁8g 法薏仁12g 仙半夏6g 浙贝母8g 仙鹤草6g 旋覆花6g 代赭石(先煎)11g

验案六十

尹左 12月7日

湿火上冲则咳嗽,气逆痰黏,不易略吐,甚则略带血丝,尤发阴囊奇痒,水湿浸淫,湿从下注,宜以泄火而兼渗湿,议补当缓一步也。

方药 细生地黄12g 生石斛8g 牛蒡子(打)8g 川黄连3g 元参11g 牡丹皮6g 京竹茹6g 浙贝母8g 冬青子8g 刺蒺藜8g 元武板(生打)11g 路路通(去刺)4枚 川柏6g

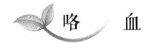

咯 血

验案一

方左

初诊：心营纷扰，阳不潜藏，而脉象重按强劲，叠经咯血数次，阴愈亏则阳愈亢，恐肾阳上冲，而肺气终无宁宇也，拟滋肾介潜，参以清肃肺气。

方药 蒸女贞9g 生蛤壳9g 霍石斛5g 明百合6g 大生地黄9g 白石英(先煎)6g 牡丹皮5g 淮山药6g 旋覆梗5g 净山萸肉5g分 石决明(先煎)9g 野茯苓6g

二诊：脉按弦动，尺部不藏，由咯血而起，阴分必亏，益以营思烦扰，面色鲜艳，咳痰带咸味。肾火熏灼，以致肺气不肃，治当金水相生肃肺，仿右降之职。

方药 南沙参6g 甜杏仁6g 瓜蒌霜6g 野茯苓9g 白薇5g 女贞子6g 炙紫菀6g 旋覆梗5g 川贝母5g 炙冬花6g 真柿霜5g 玉苏子5g

三诊：咳痰次第减轻，脉形见缩，阴阳已有平秘之象，仍守原议参酌续进。

方药 南北沙参各5g 炙紫菀6g 玉苏子3g 野苓6g 川贝母5g 仙半夏3g 甜杏仁6g 旋覆梗5g 炙桑皮5g 炙枇杷叶9g 赖氏橘红5g 胡桃肉2个

验案二

左

初诊：咯血过多，阴虚生火，肺失清肃，时有咳嗽数声，而皮毛殊觉恶寒，盖内热而外寒，仿叶天士法。

方药 蒸百部5g 甜杏仁6g 赖氏橘红5g 荆芥6g 杭白芍6g 炙紫菀6g 仙半夏5g 川贝母3g 全当归6g 柴胡5g 云茯苓6g 藏红花2g 炙麻黄2g 薄荷3g

二诊：昨进宣肺通阳，内热已透，而咳逆亦较顺，病势似有转机之象，仍守原议参酌。

方药 炙紫菀6g 肥百部5g 全当归5g 荆芥5g 家苏子3g 仙半夏5g 旋覆梗6g 云茯苓6g 柴胡5g 甜杏仁6g 制川朴5g 炒白芍5g 川贝母5g 前胡5g

验案三

曾左

失血之体,阳脉为忌,春令阳升,木火恣肆,激动阳络,血恙又萌,脉形不静,弦滑搏指,拟以清泄,以觇其应。

方药 生蛤壳15g 墨旱莲8g 建泽泻6g 冬青子9g 大白芍8g 苍龙齿(生打,先煎)8g 牡丹皮6g 麦冬6g 怀牛膝8g 旋覆花8g 云茯神8g 川贝母4g 藕节9g

验案四

右

血络不宁,旋发旋愈,窃自血本属阴,全赖阳气为之运行,是以气者血之帅也。叠进养阴,而咯血不少衰,是养血宁血之品无裨矣,姑拟气为血帅法。

方药 西潞党参6g 当归身6g 血见愁6g 朱茯神6g 炙紫菀6g 阿胶珠6g 炙冬花6g 蒲黄炭(布包)6g 远志3g 炙黄芪6g 赖氏橘红6g

验案五

郑左

阴常不足,阳常有余,当长夏之令,赤帝司权,误啖发物,偶尔阳升动络,又咯红痰,脉形搏指,治宜养阴和阳。

方药 冬青子9g 建泽泻6g 生白芍8g 墨旱莲8g 生地黄12g 云茯神8g 麦冬6g 牡丹皮6g 旋覆花6g 生蛤壳11g 藕节9g

验案六

右

脾倦贪眠，气不充畅，曾经屡次失血，心跳不宁，虽似营虚见症，但苔白腻垢，脉形弦滞，痰湿阻于气机，肺失肃降，先以蠲饮六神汤，宣其气化，再商议补。

方药 露半夏6g　白苏子3g　川菖蒲3g　蒸白术6g　赖氏红4g　法薏苡仁12g　白茯苓9g　黑炮姜2g　阳春砂（杵，后入）4粒　厚朴花4g

【注】蠲饮六神：蠲饮六神汤，由橘红、半夏曲、茯苓、石菖蒲、旋覆花、胆星组成。

验案七

余左

阳明为水谷之海，多气多血，蕴热未蠲，犹有痰而夹血，肺气尚靖，脉弦而驯，谅亦无甚大碍，清络消瘀是议。

方药 墨旱莲8g　生地黄12g　橘络4g　女贞子9g　焦栀壳6g　建泽泻6g　抱茯神8g　正尖贝4g　花蕊石（生打，先煎）11g　茅草根8g　瓜蒌衣6g　藕节9g

验案八

左

气滞瘀凝，循环失度，而胸胁欠畅，脉来沉弦，非消降通瘀之功，肺气终无宁宇也，仿清任先生法。

方药 川郁金6g　紫降香3g　仙鹤草6g　川牛膝6g　瓜蒌霜6g　西红花2g　甜杏仁6g　毛柴胡6g　古勇连2g　炒枳壳3g　更衣丸6g　当归6g

【注】古勇连：即川黄连。

验案九

左

血恙复萌，胁下动，脉不戢，益之盗汗，其为阴虚阳不秘也可知，再与养阴潜阳，以冀阴平阳秘。

方药 大生地黄9g 女贞子6g 川贝母6g 生白芍6g 野料豆6g 墨旱莲6g 石决明(先煎)9g 生龟板(打)9g 生牡蛎(先煎)9g 古勇连2g 仙鹤草6g 炒大蓟6g

验案十

左

色萎神疲,脉来小涩,据述曾经咯血,益之稍发微烘且遗泄,或有梦无梦不等,大便或溏或结,总属脾肾二亏,积累深久,一时未易奏绩,仿立斋先生之法。

方药 炒白术6g 建莲肉9g 桂枝3g 银毛柴胡各6g 杜芡实6g 仙鹤草6g 冬虫夏草3g 霍石斛3g 炮姜炭2g 阿胶珠6g 野茯苓6g 潞党参(米炒)6g

验案十一

郑左

血已止者二日,无洪大之脉相兼,且咳亦不甚,胃纳尚佳,阳明水谷易于溶化,日多奉心化血,谅可翘足而待也。议方于后。

方药 生地黄12g 女贞子9g 建泽泻6g 牡丹皮6g 生晒参6g 墨旱莲8g 抱茯神8g 麦冬6g 霜桑叶9g 生白芍8g 山药8g

验案十二

陶左

咯血已止,肾气未平,贯膈迫肺以作嗽,面热颧红,汗出浃体,交晚尤甚,阴气旺于下也,肾开窍于二阴,溲便时必喘,下虚可知,脉弦尺泽不藏,阴虚火动,原议而参镇摄。

方药 北沙参8g 玳瑁片(生打)4g 橘核(盐水炒)6g 旋覆花(布包入)11g 厚牡蛎(生打,先煎)11g 黑锡丹2g吞 代赭石(生打,先煎)11g 生蛤壳11g 北五味子(杵)1g 白茯苓8g 炙冬花8g

验案十三

何左

血为阴类,附气而行,失其经常之道,随咯而出,无甚咳呛,脉尚宁静,寝馈如常,治以和营顺气。

方药 生白芍8g 赤丹参9g 仙半夏6g 仙鹤草8g 远志肉9g 苦杏仁8g 云茯神8g 降香3g 茜草根6g 枇杷叶(清炒)11g 化州橘红4g

验案十四

陶左

咯血起伏,月迎二圆,细诊脉不甚数至,稍有气喘,幸无潮热相兼,其失血也,大都夜央睡醒居多,似属失血过多,脾虚不摄,气火未靖,再拟养脾宁络摄血。

方药 潞党参6g 生地黄15g 花蕊石(生打,先煎)11g 乌玄参11g 墨旱莲8g 女贞子11g 北沙参8g 麦冬6g 抱木茯神8g 血见愁6g 紫石英(生打,先煎)11g

验案十五

曾左

腹气瘕聚,自冬而春,脉按弦滞,右胜于左,大都由于劳虑而来,气伤及营,血不华色。虽经咯血,不得偏于滋补一途,当疏络通瘀,俾以肃肺为要。

方药 丝瓜络(藏红花1g同炒)6g 广三七4g 橘红络各6g 川郁金4g 云茯神8g 蓬莪术4g 降香3g 冬青子9g 露半夏6g 旋覆花8g

验案十六

周左

努力伤气,气阻血瘀,随咯而出,无甚咳呛,起居如常,饮食不减,脉弦苔黄,治以消瘀理络,不得轻试滋补之剂。

方药 川郁金(生打)6g 花蕊石(煅,先煎)9g 茜草根6g 仙鹤草8g 橘络4g 炒枳壳4g 牡丹皮6g 冬瓜仁11g 降香3g 田七粉(吞)2g

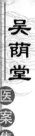

验案十七

徐左

肝阳鼓煽，阳络不宁，忽经失血，胁肋胀痛，头痛而晕，阴不和阳，入夜不易交睫，面颊常红，脉弦搏指，予以泄肝，毋使扰肺作咳。

方药 石决明(先煎)24 g 京竹茹 4 g 瓜蒌壳 6 g 生石斛 8 g 茜草根 6 g 墨旱莲 8 g 生蛤壳 12 g 杭菊花 6 g 女贞子 9 g 酸山萸肉 8 g 夜交藤 11 g 抱木茯神 8 g

验案十八

邓左

年轻老态，禀赋不强，益之劳虑内伤，气阴二损，胸脘窜痛，腰脊酸疼。曾经一再咯血，咳嗽痰稠，梦多惊恐，间有盗汗，积弱之体也，脉形弦濡，滋降潜阳是议。

方药 大生地黄 15 g 野料豆 11 g 化橘红 6 g 生蛤壳 8 g 生白芍 8 g 女贞子 11 g 抱茯神 8 g 仙半夏 6 g 生牡蛎(生打，先煎)15 g 淮小麦 11 g

验案十九

邓左

去血过多，脉不驯服，举按弦动搏指，肝阳内扰，阳络不宁，非徒止血消瘀可弥，戢阳和阴，毋使扰肺动络。

方药 生石决明(先煎)24 g 怀川牛膝各 8 g 生蛤壳 15 g 大生地黄 18 g 焦栀子 6 g 霜桑叶 8 g 花蕊石(煅，先煎)15 g 建泽泻 6 g 抱茯神 8 g 京竹茹(枳壳 2 g 同炒)4 g 白茅根 11 g 藕节 11 g

验案二十

祝左

气逆血升，已发数次，脉按弦搏不驯，舌质底绛，似此常发不已，殊非坦境，清络理瘀，以肃肺气。

方药 白茅根 11 g 京赤芍 4 g 霜桑叶 9 g 花蕊石(生打，先煎)8 g 橘

络3g　建泽泻6g　石决明(先煎)11g　牡丹皮6g　冬青子8g　藕节9g

验案二十一

项左

肺有伏火,清肃不行,激动阳络,血发数次,胃中水液悉凝为痰,随咯而出,脉弦而濡,拟以消瘀理痰,毋使上扰于肺。

方药　花蕊石(生打,先煎)11g　川贝母4g　蒸白薇4g　牡丹皮6g　仙鹤草8g　露半夏6g　云茯苓8g　玉苏子4g　墨旱莲8g　枇杷叶(去毛,清炒)11g

验案二十二

徐左

阴虚血不循经,屡发不已,肺失其下顺之常,金水不足,阴虚阳浮,脉按弦搏鼓指,老年阴气俱虚,防以肺痿肾惫。

方药　北沙参8g　石斛8g　抱茯神8g　生地黄15g　旋覆花(布包)8g　生蛤壳12g　肥知母8g　生白芍8g　淮山药8g　女贞子11g　野料豆11g

【注】肺痿肾惫:痿,不饱满,干瘪;惫,极度疲乏。比喻肺肾二脏功能极度虚弱。

验案二十三

邓左

近日脉渐涵敛,阳络已宁,血去而气未伤,咳尚不甚,稍有作喘,肾气不安于下也,养血潜阳镇摄。

方药　生白芍8g　抱茯神8g　野料豆8g　大生地黄15g　珍珠母(生打,先煎)24g　霜桑叶9g　女贞子11g　淮山药8g　远志肉3g　旋覆花8g　代赭石(生打,先煎)12g

验案二十四

孙左

血为阴类,附气而行,肝阳恣肆,动络血溢上窍,失其循经之常,脉弦搏指,木火有余。凡人静则阴生,动则阳扰,宜静摄以济药饵。

方药 生地黄24g 野料豆9g 生蛤壳15g 牡丹皮8g 生白芍8g 墨旱莲8g 抱茯神8g 麦冬6g 冬青子8g 茅草根8g 藕节11g 川牛膝6g

验案二十五

右

肝阴素亏,气火不靖,最易动络失血,腹笥作疼,木气顺乘于脾也,舌无苔垢,养肝调脾是议。

方药 生白芍9g 当归6g 蒸白术6g 川楝子6g 女贞子9g 川断肉8g 云茯苓8g 旋覆花6g 仙鹤草8g 枳壳2g 霜桑叶9g

验案二十六

右

汛愆而迟,将届二月,血后肝阳不潜,心窝跳动,口苦头晕,交睫不多,脉按濡弦,应指无力,此阴虚内伤之症,当二调气液。

方药 赤丹参11g 生地黄15g 苍龙齿(生打,先煎)8g 当归8g 抱茯神8g 黄芪(盐水炒)6g 甘杞子4g 生白芍8g 熟枣仁8g 夜交藤11g 百合11g

验案二十七

郑左

肺火冲射,阳络破激,致血不循其常,随咯而出,无洪大之脉相兼,且咳也不甚,治宜清火理瘀,毋使扰肺动络则吉。

方药 熟军6g 牡丹皮4g 怀膝炭6g 炒侧柏8g 焦栀子6g 茜草根6g 花蕊石(生打,先煎)6g 陈枳壳4g 炒大蓟6g 白茅根9g 藕节9g 十灰丸9g

【注】十灰丸:功效为凉血止血。由大蓟炭、小蓟炭、茜草炭、栀子炭、牡丹

皮炭、棕榈炭、侧柏叶炭、白茅根炭、大黄炭、荷叶(煅炭)、白芨组成。

验案二十八

毛左

湿火未清,小溲赤涩,晨起痰中夹红,阳络未弭,头旋晕眩,经隧未舒,脉沉带数,舌尖殷红,日久阴虚,改拟清滋理络。

方药 大生地黄 15 g 珍珠母(生打,先煎)15 g 墨旱莲 8 g 山药 8 g 牡丹皮 6 g 建泽泻 6 g 冬青子 9 g 抱茯神 8 g 橘络 4 g 茜草根 6 g 藕节 9 g 天麦门冬各 6 g

验案二十九

吴左

血以养气,气以行血,阴虚火动,致血络不循其常,或起或伏,胁络作痛,嗳声频冲,肝阳恣肆,拟以滋水柔肝清络。

方药 生地黄 15 g 云茯神 8 g 墨旱莲 8 g 牡丹皮 6 g 生蛤壳 8 g 苍龙齿(生打,先煎)8 g 甘菊花 6 g 霜桑叶 8 g 大白芍 8 g 女贞子 11 g 建泽泻 6 g 旋覆花 8 g 京竹茹(枳壳 2 g 同炒)4 g

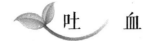
吐 血

验案一
毛左

失血起于客秋,今春又发数次,少腹瘕聚攻窜作痛,内热似灼,大府亦坚,甚则左胁支撑,牵引肩背,脉沉数搏,舌根凝黄。此由湿热留于隧络,逗留不清,少腹为阴,拟通厥阴之络。

方药 丝瓜络(藏红花2g同炒)6g 金铃子8g 莪术4g 京竹茹(枳壳2g同炒)4g 瓦楞子(生打,先煎)15g 京三棱4g 橘络4g 橘核6g 川厚朴4g 生牡蛎(煅,先煎)11g 二十四制清宁丸8g

【注】二十四制清宁丸:由大黄(酒拌蒸3日,晒干)、鲜桑叶、鲜侧柏叶、鲜桃叶、鲜槐树叶组成。主治脏腑积热,湿热秽毒,眼目赤肿,郁热头痛,咽痛牙痛,口鼻热疮,食积腹痛,湿热黄疸,痢疾初起,里急后重,淋浊涩痛,疮肿热毒,以及妇人经水不调,产后瘀血作痛。

验案二
周左

萦纡郁闷,胸宇不舒,气逆作痛,又经跌仆损伤,阳络被激,陡然坌涌,盈碗盈盂,脉形弦钝,气阻瘀留,当以理络化瘀为治。

方药 川郁金(生打)3g 广三七4g 降香3g 丝瓜络6g 樟梨子4g 茜草根6g 白茯苓8g 沉香曲6g 橘红络各4g 泽兰叶6g 仙鹤草8g

【注】萦纡:盘旋弯曲。
陡然坌涌:突然涌出。

验案三
徐左

气滞瘀留,涌吐虾瘀数碗,面无华色,苔腻而黄,脉涩而弦,大府不畅,显系

204

瘀积阳明,疏导失职,当以通降为治。

方药 瓜蒌实15g　降香9g　云茯苓8g　川郁金(生打)6g　老蓬术9g　黄半夏6g　仙鹤草8g　枳壳4g　丝瓜络(藏红花2g同炒)　十灰丸(布包)11g

【注】衃瘀:凝固呈赤黑色的败血。

验案四

陶左

血以养气,气以行血,气为阳,血得之而运行,血为阴,气得之而静谧。前投养脾益气,血势稍弭,脉按较平,踵意再觇其应。

方药 潞党参8g　阿胶珠8g　生地黄12g　北沙参6g　墨旱莲8g　蒸白术4g　黄芪(盐水炒)6g　生桑皮8g　当归身6g　炙甘草3g　百合11g　地骨皮11g

验案五

右

恙起五六年,屡经失血,所吐甚多,阳明蓄瘀,阻气作痛,脉按弦涩,营气大伤,劳损之体,治难躐等,拟和营调气一法。

方药 生地黄15g　抱木茯神8g　冬青子8g　赤丹参8g　远志肉3g　麦冬8g　川郁金6g　仙鹤草8g　杭白芍8g　旋覆花8g　炒枳壳3g　墨旱莲8g

【注】躐等:越级,不循原有序列。此医案中引申为应循序渐进。

验案六

童左

初起失血,无甚咳呛,二手脉尚静,气息如恒,血去而气未伤,似非险症。惟头目晕眩,交睫不多,乃系血家常态,滋降安神是议。

方药 生地黄15g　牡丹皮6g　仙鹤草8g　淮山药8g　降香3g　川牛膝6g　冬青子11g　云茯神8g　墨旱莲8g　建泽泻6g　藕节11g

验案七

盛左

劳力过度,气逆火升,阳络被劫,咳吐鲜红数碗,脉形弦动,阳不潜藏,诸血辐辏,当以止血消瘀为治。

方药 花蕊石(生打,先煎)15 g　牡丹皮 6 g　旋覆花 8 g　生白芍 8 g　侧柏叶(炒)11 g　茜草根 6 g　大生地黄 12 g　云茯神 8 g　怀牛膝 6 g　茅草根 12 g　藕节 9 g　十灰丸(布包)15 g

【注】辐辏:集中、聚集。

验案八

项左

络瘀为热,喉咽气阻,上焦胸宇,未得廓清,气机窒塞,频唾痰瘀,失其下降,火蒸气逆,清肃不行,泄降以宗前例。

方药 花蕊石(生打)15 g　熟军片 8 g　炒枳壳 6 g　焦栀子 6 g　炒侧柏叶 8 g　牡丹皮 6 g　怀牛膝 8 g　女贞子 11 g　黄射干 3 g　黄芩 6 g　藕节 9 g　白茅根 9 g

验案九

胡左

吐血盈盂,胸如烫热,幸得脉尚平静,元阴未伤,胃纳颇好,肝阳素旺之体,木火有余,夜难交睫,此阴气不和于阳也,泄肝通瘀为治。

方药 生蛤壳 15 g　牡丹皮 8 g　熟军片 11 g　花蕊石(生打)侧柏叶炭 11 g　京赤芍 8 g　怀牛膝(炭)8 g　生地炭 15 g　枳壳(麸炒)6 g　川郁金 6 g　茜草根 6 g　十灰丸(吞服)11 g

验案十

吴左

前经失血,气逆血升,木不驯顺,二胁作痛,下乘于脾,卑监不强,脉沉弦急,肝失疏泄,通络理瘀,仍守原议参酌。

方药 丝瓜络 6 g　金铃子 8 g　仙半夏 4 g　生白芍 8 g　白茯苓 8 g

厚朴花 6 g　　冬瓜仁 11 g　　橘络 3 g　　樟梨子 3 g　　沉香曲(布包入)枳壳 3 g

【注】卑监：土运不及。

验案十一

右

肝阳动络，又经吐红，头痛而晕，每逢信至，则心嘈不舒，一向潮汛先期，肝阳内动，火性迅速也，泄肝清火以肃肺气。

方药　生白芍 8 g　　牡丹皮 6 g　　旋覆花 8 g　　茺蔚子 8 g　　川郁金 4 g　浙贝母 8 g　　川贝母 4 g　　大生地黄 15 g　　焦栀子皮 4 g　　建泽泻 6 g　　枇杷叶(清炒)11 g

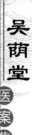

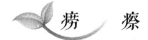

痨瘵

验案一

室女

久咳潮热，由失血而起，天癸不行，而盗汗出，症恐入痨瘵一路，拟补肝清热，当从痨证论治。

方药 京阿胶(另炖，冲服)6 g　全当归 5 g　肥知母 5 g　生龟板(打)9 g　开麦冬 6 g　地骨皮 6 g　生白芍 6 g　北沙参 9 g　生牡蛎(先煎)9 g　川贝母 3 g　旋覆花(布包)5 g　瓜蒌霜 6 g

验案二

右　12 月 4 日

肺体属金，撞之则鸣，咳呛气逆，痰不应声，肾气上升，清肃不行，假道于肺，空咳频仍，形寒形热，气营二损，痨证之渐，养阴和阳。

方药 南沙参 8 g　云茯苓 8 g　淮小麦 11 g　炙紫菀 4 g　稽豆衣 11 g　当归 6 g　炙桑皮 6 g　炮姜炭 4 g　罂粟壳 8 g　十大功劳叶 8 g

验案三

右

前经失血，久咳不蠲，脉按濡软乏力，头旋晕眩，气营二亏，心嘈似饥，胃纳步减，不能奉心化血，变而为痰，殊属痨瘵一路，以归脾汤裁化。

方药 潞党参 8 g　炙冬花 8 g　蒸白术 6 g　抱茯神 8 g　熟枣仁 8 g　炙黄芪 6 g　新会皮 4 g　远志肉 3 g　露半夏 6 g　仙鹤草 6 g　十大功劳叶 8 g　桂圆肉 4 枚

验案四

何左

血后阴伤，不能左卧，痰嗽潮热盗汗，皆为痨损之萌，胃纳不强，生气已浅，土虚不能生金,殊属可虑,拟以拯阴理瘵,觇其顺逆。

方药 阿胶珠8g 五花龙骨(打,先煎)6g 石莲肉11g 北沙参8g 牡蛎(生打,先煎)15g 罂粟壳8g 五味子2g 淮山药8g 炒扁豆11g 木蝴蝶2翼 十大功劳叶8g 冬虫夏草3g

验案五

右 12月8日

肝阳不驯,相火不安于窟,心嘈似饥,肺气被激,咳呛频逆,痰稀音嘎不扬,此由劳虑伤阴,舌中脱液,脉弦而濡,失治颇有瘵瘵之虑。

方药 南沙参8g 北五味子1g 代赭石(生打)11g 当归6g 紫菀4g 罂粟壳8g 天麦门冬各6g 旋覆花(布包)8g 正川贝4g 生蛤壳24g

验案六

王左

咳嗽音嘶,由失血而起,此碎金例也,痰气醒秽,内热如焚,小溲赤涩,形常怕寒,大府溏薄,症已日趋险恶,未可轻渺。

方药 生石斛8g 石莲肉11g 生薏苡仁11g 生扁豆(打)8g 北五味子2g 车前子11g 淮山药8g 罂粟壳8g 建泽泻6g 芡实8g 十大功劳叶8g 炙冬花8g

验案七

右

血后久咳音嘶,脉形软小,发寒倏热盗汗出,且兼便溏,症已步入瘵瘵一路,药饵不易治也,如不见应,另请有道者酌之。

方药 淮山药6g 石莲子9g 芡实6g 广木香3g 炮姜2g 焦白术6g 银胡6g 五味子1g 云茯神6g 化橘红5g 潞党参9g 姜朴3g 荷叶蒂3枚

验案八

陆左

肾气不涵,冲逆于肺,肺叶掀举,频作咳嗽。前经失血,气阴二伤,脉形弦大,痨怯之渐也,防变增剧。

方药 北沙参8g 正川贝4g 赖氏橘红6g 百合8g 旋覆花(布包)8g 麦冬6g 炙冬花8g 蒸白薇4g 生石斛8g 建泽泻6g 女贞子12g 江车前9g

验案九

徐左

肝不驯顺,木叩金鸣,前经失血,咳呛气逆,痰多脘闷,声音不扬,痨瘵之萌,未可轻视。

方药 仙半夏6g 生蛤壳12g 女贞子11g 白茯苓8g 白石英(生打,先煎)11g 生薏仁12g 陈皮(青盐炒)4g 甜杏仁8g 枇杷叶(去毛)9g 代赭石(生打,先煎)11g

验案十

叶左

气营二损,曾经失血数次,咳嗽淹留,下午寒热,气逆息急。肺瘵肾惫,乃为痨损之证。经曰"劳者温之",窃师其意。

方药 大白芍(桂枝2g同炒)8g 北五味子1g 蒸白术6g 当归8g 黑炮姜2g 破故纸8g 抱木茯神8g 淡苁蓉6g 炙冬花8g 甘杞子6g 黄半夏6g 十大功劳叶8g

验案十一

陈左

脉形细软,元阴大伤,虚火烁金,咳嗽咽喉干燥,声音不扬。损症已有入门之渐,金破不鸣,殊非轻渺,拟以金水同治。

方药 大生地黄15g 北沙参8g 麦冬6g 淮山药8g 玉竹片6g 炙冬花8g 抱木茯神6g 白百合8g 甜杏仁8g 北五味子1g 预知子8g 十大功劳叶9g

验案十二

金左

近日咳嗽减轻,入夜亦颇安适。惟热潮缠久,痰饮淹留,清阳不振,痨证已有入门之渐,防变增剧。

方药 苏半夏8g 淡甘姜3g 银柴胡6g 桂枝2g 北五味子1g 云茯苓8g 杭白芍8g 罂粟壳8g 煅牡蛎(打,先煎)15g 十大功劳叶8g 化橘红6g

验案十三

右

形神清癯,气阴二亏,寒热咳嗽起伏,脉形弦濡,痨证已有入门之渐,根植颇深,一时未易奏绩也,拟方请酌。

方药 北沙参8g 甜杏仁8g 熟枣仁9g 川贝母4g 橘络3g 麦冬6g 生石斛8g 云茯神8g 大生地黄12g 玉竹3g

验案十四

右 9月17日

咳呛已久,气逆不舒,时有寒热,侧卧偏左稍适,此痨瘵之渐,萌前途防变也。列方如下。

方药 紫菀(水炙)4g 炙冬花8g 代赭石(生打)11g 甜杏仁8g 玉苏子4g 银柴6g 仙半夏4g 旋覆花(布包)8g 穞豆衣6g 功劳叶6g 枇杷叶11g

验案十五

右 12月8日

肝阳不驯,相火不安于窟,心嘈似饥,肺气被激,咳呛频逆,痰稀音嘎不扬,此由劳虑伤阴,舌中脱液,脉弦而濡,失治颇有痨瘵之虑。

方药 南沙参8g 北五味子1g 代赭石(生打)11g 当归6g 紫菀4g 罂粟壳8g 天冬、麦冬各6g 旋覆花(布包)8g 正川贝4g 生蛤壳24g

验案十六

杨左　9月28日

《内经》云：男子脉大为劳，极虚亦为劳。精血内虚，失资灌溉，治宜建中益气，譬如春风和煦，万物更新，此又治痨之一法也。

方药　潞党参8g　补骨脂8g　淡苁蓉3g　炙黄芪6g　当归身6g　五味子1g　大白芍(桂枝1g同炒)8g　蒸白术6g　炙甘草3g　十大功劳叶6g　红枣2枚　云茯神8g

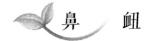

鼻　衄

验案一

陈左　9月30日

肺体娇嫩,当深秋肃杀之令,不胜其燥,邃尔鼻衄上升,已发数载,似属真阴大伤,母子同病,拟以大剂滋降。

方药　生、熟地黄各9g　淳山萸肉8g　墨旱莲8g　高丽参8g　淮山药8g　女贞子9g　白百合8g　天麦门冬各6g　元武板12g　炒侧柏8g　石决明(先煎)15g　泽泻6g

【注】邃尔:于是乎。

验案二

右

营气二虚,屡经鼻血,肺中伏火,阳络不宁,又经咯吐鲜红数口,胸闷不舒,肺气上逆,间有咳嗽,脉弦而芤,清络而兼肃肺。

方药　大生地黄15g　墨旱莲8g　抱茯神8g　牡丹皮6g　花蕊石(生打,先煎)11g　生白芍8g　蒸女贞11g　焦栀子4g　白茅根11g　藕节11g

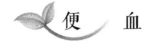

便 血

验案一

金左 12月9日

粪后圊红,名曰远血,倏热倏汗,正气不支,咳呛气逆作呕,侧卧偏左不舒,积虚之体,根植深久,宜养营气而参平逆。

方药 全当归3g 天麦门冬各6g 北五味1g 炒白芍8g 熟枣仁8g 木槿花8g 赤丹参6g 御米壳9g 北沙参8g 生牡蛎(先煎)15g 仙半夏6g 陈胆星(冲化服)3g 小麦9g 瓜蒌实12g

验案二

王左 1月23日

肝阳恣肆,阴络不宁,频经圊血,肛门似络,脉弦而濡,苔黄而薄,恙经起伏,营气二伤,拟以泄肝清络。

方药 生蛤壳12g 川楝子6g 炒地榆8g 大白芍8g 泽泻6g 黄芪(清炒)6g 宣木瓜6g 木槿花8g 生牡蛎12g 脏连丸8g 墨旱莲8g

【注】圊血:大便下血。又作清血。

脏连丸:由黄连、黄芩、地黄、赤芍、当归、槐角、槐花、荆芥穗、地榆炭、阿胶组成,功效为清肠止血。用于肠热便血、肛门灼热、痔疮肿痛。

验案三

右 12月8日

漏血淹留,胀痛气滞,频欲登圊,而不得大便,胸如烫热,嗳声频冲,脉形沉涩,苔腻而黄,拟以祛瘀而兼通府。

方药 元胡索6g 光桃仁6g 五灵脂6g 赤茯苓11g 生大黄8g 泽泻6g 牡丹皮6g 元明粉4g 炒枳壳4g 泽兰叶6g 川朴6g 焦栀子6g

【注】圊：厕所。

验案四

童子　12月7日

圊血纠缠,每在粪后,小儿先天素弱,木火内动,阴络不宁,苔色根部黄腻,脉象动数,拟清火而参宁络。

方药　北沙参6g　白当归6g　新会皮4g　大麦冬6g　牡丹皮6g　云茯神6g　木槿花6g　金铃子6g　冬青子8g　炒地榆8g　墨旱莲8g

验案五

范左　12月5日

湿火扰动阴络,曾经圊血,纠缠业已数月,腰脊酸楚,脉象动数,真阴累伤,拟以养阴清火宁络。

方药　生地黄15g　阿胶珠8g　白头翁6g　牡丹皮6g　焦栀子6g　路路通4枚　麦冬8g　泽泻6g　川黄柏6g　木槿花8g　炒黄芩6g　鸦胆子(桂圆肉包吞)21粒

验案六

王左

向有圊血一症,肝肾阴虚,膀胱气化不足,少腹胀闷,脉弦而濡,溺时不甚畅利,拟以理阴助其气化。

方药　大生地黄15g　云茯神8g　生白芍8g　北沙参8g　金铃子6g　木槿花8g　枸杞子4g　当归6g　建泽泻6g　黄芪(盐水炒)8g

验案七

童左

圊血起伏,羌起一二年,腹痛气坠,色萎肌黄,脉形空大,舌无华色,无清解之法可疗,和营益气为宜。

方药　阿胶(炒珠)8g　熟地黄12g　柴胡3g　当归6g　蒸白术6g　绿升麻3g　杭白芍8g　新会皮6g　车前子9g　木槿花6g　黄芪(清

炒)8g　槐角6g　黑炮姜2g

验案八

王左　11月27日

阴络受伤,屡经圊血,腰脊酸痛,脉沉而弦,舌质微绛,胃纳尚佳,生气不减,养营续伤,而兼理气。

方药　生地黄15g　木槿花6g　赤丹参12g　阿胶珠8g　当归6g　熟枣仁8g　川断肉9g　黑炮姜2g　酒白芍8g　新会皮4g　鸦胆子(桂圆肉包好吞服)21粒

验案九

徐左

圊红已久,固属阴虚,然脉不数至,苔尚粗白,腹常作痛,痛则彻背怕寒,面色暗滞,胃不思纳,拟调营和卫为治。

方药　大白芍8g　柴胡6g　黑炮姜3g　佩兰叶6g　新会皮6g　制厚朴4g　当归6g　阳春砂(杵,后入)4粒　金毛狗脊8g　炒地榆8g

验案十

龚右　9月30日

秋燥外袭于肠胃,胃呆大便溏泻,稍带微红,脉濡舌质色淡。与前次肾虚圊血,其见症迥乎不同,拟以理脾化湿调气。

方药　炒苍术6g　云茯苓8g　炒地榆8g　省头草6g　阳春砂(杵)3粒　厚朴花3g　新会皮4g　炒白芍8g　香谷芽12g　炒薏苡仁9g　炮姜1g　石莲肉(打)9g

【注】迥乎不同:形容差别很大,完全不一样。

验案十一

徐左　9月29日

寒湿伤脾,脾不统血,有时粪中夹红,非脏毒也,建运不及,故腹中作膨,脉沉而弦,舌少荣色,拟以健脾助运。

方药 枳术丸 6g　法鸡金 6g　酒白芍 8g　纹元党参 6g　枯木香 3g　炒地榆 8g　炮姜炭 2g　新会皮 4g　老吴茱萸 2g　炒乌药 4g　炒麦芽 9g

溲 血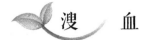

验案一

李左

初诊：11 月 30 日

肠澼之后，湿火伤阴，气化不利，小溲频数，尿管刺痛，沥血殷红，脉形小数，舌质微绛，养血通淋息痛为上。

方药 大生地黄 24 g　阿胶珠 8 g　牡丹皮 6 g　血余炭 6 g　炒栀子 6 g　瞿麦 8 g　白当归 8 g　泽泻 6 g　黑猪苓 9 g　车前子 9 g　生草梢 3 g

二诊：12 月 3 日

血淋大势已减，余沥尚有刺痛，舌质少苔，脉沉而数，病久伤阴，阴虚火动，起伏不已，殊属可虑，昨拟养血通淋，症已步减，再以踵步。

方药 北沙参 8 g　陈山萸肉 8 g　生草梢 3 g　生地黄 15 g　阿胶珠 9 g　当归 6 g　淮山药 8 g　麦冬 6 g　血余炭 6 g　瞿麦 8 g　车前子 11 g

验案二

周左　12 月 10 日

向有湿火，因心营过动，而下注于小肠，遗浊缠久，曾经溺血，尿管刺痛异常，此由膀胱而波及血海也，脉形频促，阴虚阳强，木火失其涵敛，精为之摇，拟以泄火潜阳，尤须静摄。

方药 牡丹皮 6 g　川草薢 6 g　江车前 11 g　生地黄 15 g　当归 6 g　生蛤壳 15 g　赤丹参 8 g　生石斛 8 g　元武板(生打)15 g　淮山药 8 g　冬青子 8 g　杜芡实 6 g　血余炭(布包)6 g

验案三

曾左

膀胱血海，并地而居，心遗热于小肠，肾火下迫，血渗尿窍，溲色殷红，连援清滋介潜,血色已淡,神色尚佳,踵意以觇进退。

方药 生地黄24g 血余炭4g 生草梢3g 赤丹参11g 建泽泻6g 肥知母8g 麦冬6g 阿胶珠8g 墨旱莲8g 牡丹皮6g 江车前子12g 当归6g 抱木茯神8g

验案四

邓廷华

初诊:血海与膀胱并地而居,其间止隔一层油膜,热则逼血入于膀胱,尿血作痛,溺浊不清,当以清热凉血,议补当缓一步。

方药 生地黄18g 川黄连3g 瞿麦8g 麦冬8g 粉丹皮6g 草薢8g 石斛8g 泽泻6g 车前子9g

二诊:改拟养阴清热,为前方接应之兵。

方药 生地黄18g 泽泻6g 麦冬6g 阿胶珠8g 石斛8g 川黄连3g 北沙参8g 云茯苓8g 淮山药8g 草薢6g 黄柏6g

图书在版编目(CIP)数据

吴荫堂医案集 / 吴荫堂撰；汪建敏编. —上海：上海科学普及出版社，2018(2021.6重印)
ISBN 978 - 7 - 5427 - 7273 - 2

Ⅰ. ①吴… Ⅱ. ①吴… ②汪… Ⅲ. ①医案-汇编-中国-近代 Ⅳ. ①R249.5

中国版本图书馆 CIP 数据核字(2018)第 158558 号

责任编辑	柴日奕
助理编辑	陈星星
装帧设计	赵　斌
书眉供图	陈　磊

吴荫堂医案集

汪建敏　编

上海科学普及出版社出版发行

（上海中山北路 832 号　邮政编码 200070）

http://www.pspsh.com

各地新华书店经销　　广东虎彩云印刷有限公司印刷

开本 787×1092 1/16　印张 14.75　插页 2　字数 217 000

2018 年 8 月第 1 版　2021 年 6 月第 3 次印刷

ISBN 978-7-5427-7273-2 定价：38.00 元